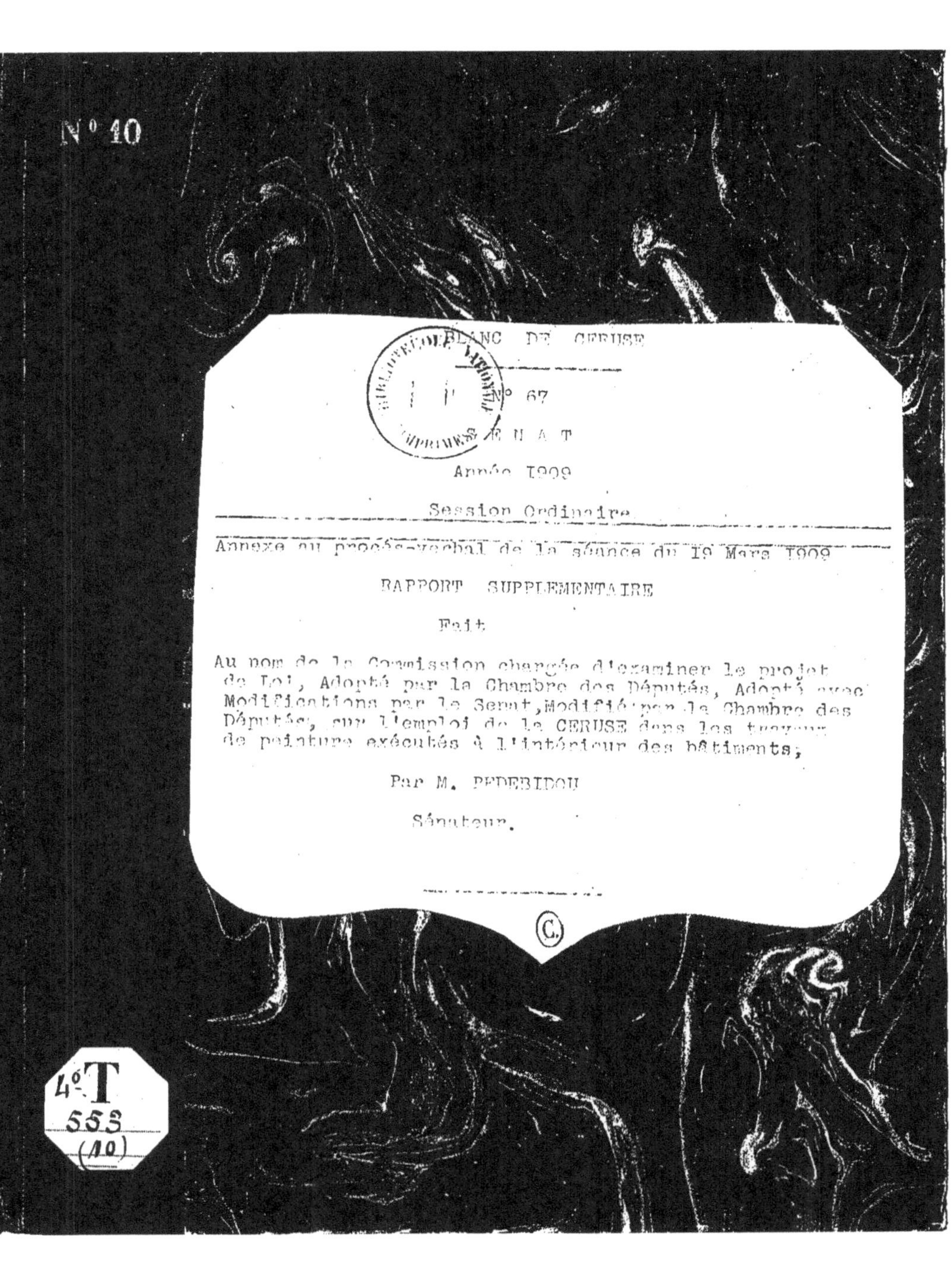
N° 40

BLANC DE CERUSE

N° 67

SENAT

Année 1909

Session Ordinaire

Annexe au procès-verbal de la séance du 19 Mars 1909

RAPPORT SUPPLEMENTAIRE

Fait

Au nom de la Commission chargée d'examiner le projet de Loi, Adopté par la Chambre des Députés, Adopté avec Modifications par le Senat, Modifié par la Chambre des Députés, sur l'emploi de la CERUSE dans les travaux de peinture exécutés à l'intérieur des bâtiments,

Par M. PEDEBIDOU

Sénateur.

(C.)

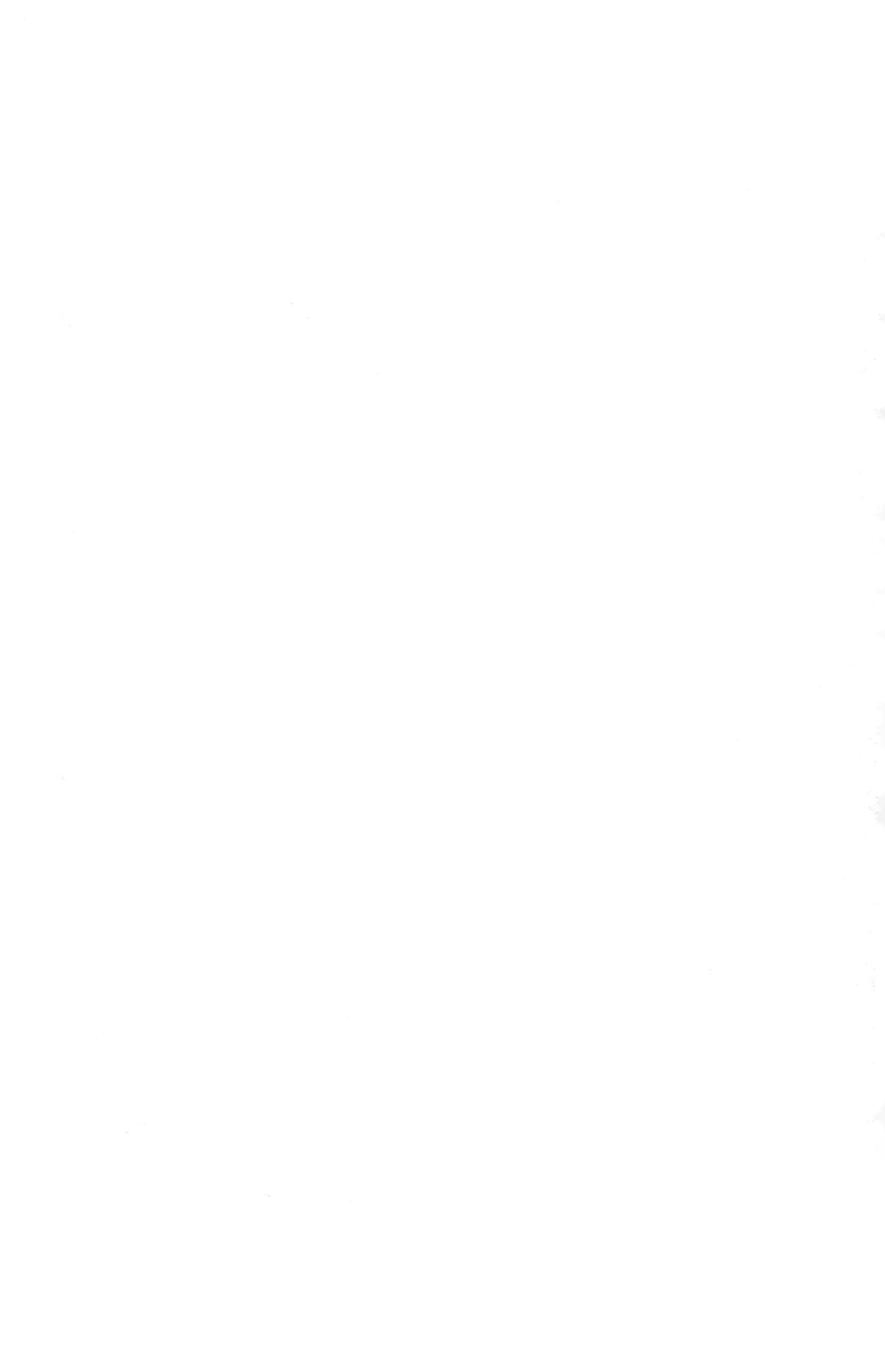

N° 67

SÉNAT

ANNÉE 1909

SESSION ORDINAIRE

Annexe au procès-verbal de la séance du 19 mars 1909.

RAPPORT SUPPLÉMENTAIRE

FAIT

Au nom de la Commission[1] *chargée d'examiner le projet de loi,* ADOPTÉ PAR LA CHAMBRE DES DÉPUTÉS, ADOPTÉ AVEC MODIFICATIONS PAR LE SÉNAT, MODIFIÉ PAR LA CHAMBRE DES DÉPUTÉS, *sur l'***emploi de la céruse** *dans les travaux de peinture exécutés à l'intérieur des bâtiments,*

PAR M. PÉDEBIDOU

Sénateur.

MESSIEURS,

La discussion du projet de loi sur l'interdiction de l'emploi de la céruse dans la peinture en bâtiment revenait de nouveau devant le Sénat le 5 novembre 1908.

Au cours de cette séance, vous avez été saisis d'un amendement de M. Maurice-Faure et d'un certain nombre de ses

(1) Cette Commission est composée de MM. Émile LABICHE, *Président;* Léon LABBÉ, RAMBOURGT, PEYROT, DAUMY, PÉDEBIDOU, POIRRIER, TOURON, Félix CRÉPIN.

(Voir les nos 176, année 1903; 135, année 1905; 282, année 1906; 254, année 1907 et 124, année 1908, Sénat, et 530-799, — 6e législ. — de la Chambre des Députés.)

collègues, portant l'interdiction absolue du blanc de plomb dans tous les travaux de peinture, tant à l'extérieur qu'à l'intérieur.

Appelée à délibérer sur cet amendement, votre Commission, pour éclairer son opinion, décidait d'entendre toutes les personnes qui, par leur compétence, pourraient lui apporter d'utiles renseignements.

Nous nous sommes fait un devoir de reproduire le plus impartialement qu'il nous a été possible les dépositions et les documents que nous avons recueillis.

*
* *

MM. Expert-Bezançon père et fils étaient entendus le 29 janvier dernier. Ils exprimèrent leur doute sur le résultat des expériences comparatives poursuivies pendant cinq ans à l'annexe de l'Institut Pasteur, rue d'Alleray. Il leur paraissait impossible d'en tirer une conclusion définitive.

Ils ont relevé des contradictions dans les rapports publiés par la *Revue d'hygiène et de police sanitaire* (1).

Sans entrer dans tous les détails d'ordre technique, exposés par M. Expert-Bezançon, il convient de retenir les différences d'analyses dans la teneur du blanc de céruse, telle qu'elle est définie par les cahiers des charges des adjudications nécessaires aux Compagnies de chemins de fer et la composition du blanc de céruse, employé à l'annexe de l'Institut Pasteur. En effet, ce dernier produit contenait 3.89 0/0 d'eau, alors que la tolérance est de 1 0/0 seulement.

La maison Th. Lefèvre, de Lille, qui avait fourni cette céruse, aurait eu quelques mauvaises livraisons dans le courant de l'année 1902.

De plus, il a été démontré que le mur pignon extérieur, sur lequel les expériences ont été faites, avait été mal pré-

(1) Voir bulletins de la *Revue d'hygiène et de police sanitaire*. Années 1903-04-06-07.

paré et que la couche de plâtre destinée à l'impression ne présentait pas les qualités requises pour une semblable expérience.

Cette préparation insuffisante, reconnue du reste par les procès-verbaux, serait la principale cause du farinage de la céruse.

M. Expert-Bezançon faisait aussi remarquer que l'interdiction de l'emploi de la céruse dans les travaux de peinture en bâtiments, n'arrêterait nullement la consommation de la céruse en poudre, nécessaire à différentes industries. Les statistiques douanières accusent, à ce sujet, une progression constante d'entrée de ce produit en France depuis quelques années :

1.900.000 kilos en 1906;
3.000.000 — en 1908.

Il terminait sa déposition en donnant lecture du procès-verbal de la Commission de la Société de médecine publique et d'hygiène sanitaire, ainsi conçu :

« La Société, après avoir enregistré chaque année, depuis 1903, les résultats incertains des expériences au blanc de zinc et au blanc de céruse, faites à l'annexe de l'Institut Pasteur, 62, rue d'Alleray, constate au terme des cinq années fixé pour leur durée, que les peintures, à chacun de ces produits, se sont comportées pareillement et qu'on ne saurait, en conséquence, en tirer une conclusion favorable à l'un ou l'autre d'entre eux.

« Dans ces conditions, *la Société estime qu'au point de vue technique rien ne s'oppose à ce que le blanc de zinc soit substitué au blanc de céruse, et qu'au point de vue hygiénique il est désirable que cette substitution soit faite* » (1).

---

(1) *Revue d'hygiène et de police sanitaire*, t. XXX, n° 3, mars 1908.

*
* *

Votre Commission entendait ensuite MM. Livache, chimiste, Rigolot, entrepreneur de peinture, et le docteur Louis Martin, de l'Institut Pasteur.

M. le docteur Louis Martin faisait partie de la Commission chargée par la Société de médecine publique et d'hygiène sanitaire de suivre les expériences de la rue d'Alleray. Cette Commission, composée aussi de MM. Livache et Vaillant, architecte, se mit en rapport avec la Chambre syndicale des entrepreneurs de peinture de la ville de Paris, laquelle délégua MM. Manger et Wernet et, comme secrétaire, M. Rigolot.

Rappelons que cette dernière chambre syndicale accepta la mission de diriger les expériences comparatives et d'appliquer les formules courantes pour les deux peintures employées.

M. le docteur Louis Martin reconnaît dans sa déposition que la maison Th. Lefèvre fournit un baril de céruse dont l'analyse accusa 4.02 d'eau (1).

Les expériences portèrent :

1° Sur un mur pignon extérieur avec partie peinte à la céruse à l'huile, trois couches, et partie peinte au zinc à l'huile, trois couches, ainsi que sur enduit gras pour les deux produits en présence;

2° Sur deux persiennes en fer;

3° Sur trois panneaux en tôle formant le soubassement d'une grande porte avec minium et céruse deux couches, gris de zinc et zinc deux couches, zinc trois couches;

4° Sur des portes en bois à l'extérieur;

5° Sur des panneaux sur plâtre à l'intérieur.

Ces expériences ne semblent pas dans l'ensemble de leur résultat permettre à M. le docteur Louis Martin d'appor-

(1) La *Revue d'hygiène et de police sanitaire* ne donne, page 252, relative à cette analyse (mars 1908, t. XXX, n° 3), que 3.89 d'eau.

ter à la Commission un jugement définitif. S'il lui paraît hors de doute que le zinc puisse remplacer la céruse pour les travaux intérieurs, il n'en est plus de même pour les extérieurs. Les expériences n'ont pas été exécutées, il est vrai, avec tous les soins désirables, et le mur pignon extérieur par son mauvais état ne présentait pas les conditions voulues pour que l'on puisse conclure en faveur de l'une des deux peintures en présence. Il serait désirable aussi de connaître le pourcentage d'eau des céruses livrées au commerce, ce serait répondre au reproche qui a été fait à la Société de médecine publique d'avoir employé un produit contenant 4,02 d'eau.

Répondant à M. le Président qui faisait remarquer l'opposition qui existe chez les entrepreneurs à se servir du blanc de zinc pour les travaux extérieurs, M. Rigolot répondait que cette opposition était due à ce que ces derniers n'avaient toujours employé que la céruse, d'où routine de métier. Pourtant, depuis quelques années, bien des entrepreneurs reviennent de ce préjugé et suivent l'exemple de la maison Leclaire. Les architectes sont comme les entrepreneurs et ils hésitent devant l'emploi d'un produit nouveau qui est entré cependant dans l'usage courant.

Pour M. Livache, partisan convaincu de l'emploi du blanc de zinc, l'on se tromperait en se figurant que ce produit offre moins de résistance pour l'extérieur que la céruse. Et il citait à l'appui de sa thèse des travaux de ravalement exécutés rue de Grenelle et rue du Dragon.

Ajoutons que le prix de revient du zinc serait semblable à celui de la céruse.

*
* *

Le 1er février, votre Commission entendait les représentants de la maison Leclaire et le bureau de la chambre syndicale des couleurs et vernis de Paris.

MM. Brugniot et Cros, directeurs de la maison Leclaire, firent la déposition suivante :

Depuis 1845, le blanc de zinc est employé dans notre maison, tant à l'intérieur qu'à l'extérieur, et ce produit, à condition d'être détrempé à l'huile de lin, sans addition d'essence, est aussi solide que le blanc de céruse, puisqu'il dure dans les travaux extérieurs exécutés par nous pendant les dix années d'intervalle entre deux ravalements.

L'emploi du blanc de zinc n'exige aucun apprentissage particulier et il supporte aussi bien le lessivage que la céruse, tout en conservant un ton plus frais que celle-ci.

Dans le rapport fait en 1849 par A. Chevallier à la Société d'encouragement pour l'industrie nationale, quarante-six lettres d'architectes attestaient déjà la supériorité du zinc sur la céruse. Aujourd'hui, la maison Leclaire travaille depuis plus de vingt-cinq ans pour les Ministères de l'Instruction publique et des Travaux publics, pour les palais nationaux du Louvre et des Tuileries, ainsi que pour de nombreuses sociétés financières, telles que le Crédit lyonnais, la Société générale, l'Union, etc , sans compter ses clients particuliers qui se montent à 3.500 annuellement.

Sur l'expérience de la rue d'Alleray, M. Cros donnait des explications pour l'emploi et la préparation du blanc de zinc de façon qu'il puisse assurer de bons résultats.

En effet, le zinc a besoin de plus d'huile que la céruse, mais sans mélange d'essence. C'est une simple question de pratique et il faut reconnaître à ce sujet que pendant longtemps la routine et les préjugés de métier régnèrent chez les ouvriers peintres.

Depuis la campagne contre la céruse, la Société de la Vieille-Montagne a amélioré son broyage, et M. Expert-Bezançon a monté une fabrique de zinc avec tous les perfectionnements qu'on a pu apporter à cette fabrication.

Après ces explications, M. Poirrier posait à M. Cros la question suivante :

« La peinture au zinc est généralisée dans les travaux intérieurs, mais comment expliquer la résistance des architectes pour ceux qui regardent l'extérieur ? »

En réponse à cette demande, M. Cros assurait que cette résistance provenait de la facilité de falsification qu'offre la céruse qui peut être mélangée avec d'autres produits, ce qui expliquerait les rabais considérables consentis dans les adjudications.

L'emploi du zinc pour les intérieurs ne s'est généralisé que depuis peu, n'ayant été employé jusqu'ici que pour les travaux de luxe. A l'extérieur, son emploi devient de plus en plus fréquent, malgré la résistance qu'il rencontre.

M. Cros terminait sa déposition en assurant que si le Parlement votait l'interdiction de la céruse, cette suppression ne causerait aucun embarras aux ouvriers ayant l'habitude de s'en servir, le blanc de zinc offrant les mêmes qualités de manipulation et ne nécessitant qu'un très court apprentissage.

* * *

Après cette déposition venait ensuite le bureau de la Chambre syndicale des couleurs et vernis de Paris.

Nous avons toujours fourni, disait son président, suivant ses besoins, à notre clientèle, du blanc de zinc et de la céruse, mais nous nous trouverons dans l'impossibilité de lui donner satisfaction, si le Parlement vote une loi portant l'interdiction complète de la céruse.

Les ventes de céruse et blanc de zinc se sont continuées sans changements appréciables depuis le début de la campagne entre 1900 jusqu'en 1904.

Le lithopone (1), offert par quelques maisons, est entré dans la consommation, d'abord en petites quantités dès 1904,

(1) Mélange d'oxyde de zinc et de barythe.

pour prendre une assez grande place en 1906 et 1907, mais il a donné des résultats déplorables; les travaux exécutés avec ce produit ont dû être recommencés; aussi, dès le milieu de 1907, la consommation est revenue au blanc de zinc et à la céruse.

Les fabricants de céruse, dans l'incertitude de ce que décideront les pouvoirs publics, hésitent à constituer des stocks considérables. L'importation de la céruse en poudre a subi une notable augmentation. Elle est passée, en effet, de 2.000.000 de kilos environ en 1904 à 3.000.000 de kilos pendant les six premiers mois de l'année 1908.

Pour le blanc de zinc, depuis dix années que dure la campagne, des essais infructueux ont été faits dans le Midi et dans l'Ouest de la France.

D'autre part, les intermédiaires tributaires de la Vieille-Montagne et de l'importation étrangère ne peuvent, en raison de l'insuffisance actuelle de la production du blanc de zinc, obtenir les livraisons qui sont nécessaires à leur clientèle. Ils prévoient les plus grosses difficultés le jour où un seul produit devra subvenir à tous les besoins du marché.

L'interdiction de la céruse à l'intérieur laissera aux fabricants de ce produit des débouchés qui leur permettraient de maintenir leurs usines, surtout si un relèvement de droit frappait l'importation de la céruse en poudre.

Si le Parlement supprime l'emploi de la céruse, le commerce ne trouvera pas sur le marché les 20 millions de kilos de blanc de zinc nécessaires pour remplacer la même quantité de céruse employée annuellement dans la peinture en bâtiment, d'où une hausse profitable à l'industrie étrangère.

*
* *

M. Boyer, secrétaire de la chambre syndicale des couleurs et vernis de Paris, complétait la déposition précédente.

Il indiquait en particulier que, malgré la mode qui a développé l'emploi des peintures blanches à l'intérieur, la production de la céruse s'est maintenue à un taux élevé. Il affirme que les travaux extérieurs exécutés au blanc de zinc n'ont jusqu'ici donné que de mauvais résultats et que les essais poursuivis par certains industriels à l'effet d'obtenir, à l'aide de préparations spéciales d'huile destinées au broyage, une résistance plus grande du blanc de zinc ne permettent pas de substituer ce produit à la céruse (1).

Il ajoutait qu'en supposant que la seule expérience de l'Institut Pasteur n'eût pas été faite dans des conditions défectueuses, il serait imprudent d'en conclure à la supériorité du blanc de zinc sur la céruse.

Des expériences multiples à l'aide de blanc de zinc de diverses marques et de céruse très pure pourraient seules donner des résultats probants.

M. Boyer terminait sa déposition en demandant que le Sénat maintînt le texte de loi voté par lui en 1906, qui ne comporte pas la suppression de l'emploi de la céruse pour les travaux extérieurs, tout en maintenant le délai de trois années primitivement accordé pour les travaux intérieurs.

*
* *

Le 8 février, la Commission recueillait l'avis de MM. Pascal et Nénot, membres de l'Institut, Paulin et Defrasse, architectes.

M. Pascal se déclarait partisan du maintien de la céruse pour les travaux extérieurs, se basant en cela sur sa longue expérience d'architecte. Il préside depuis quelques années à l'exécution des travaux d'agrandissement à la Bibliothèque nationale pour la création de nouvelles salles.

---

(1) M. Boyer adressait le 12 mars dernier à M. le Président de la Commission copie d'une lettre de la *Société ouvrière d'entreprise générale de peinture « Le Travail »*, qui confirmait sa déposition. Nous reproduisons en annexe cette communication.

Les colonnes soutenant les voûtes de ces constructions avaient été jusque-là couchées au minium; mais, par suite d'un ordre précis du Ministère interdisant l'emploi du plomb et de ses composés, M. Pascal se vit dans l'obligation de se servir de minium de fer, et depuis trois années que durent les travaux en question, il doit faire repeindre ces colonnes après chaque hiver. C'est un cas particulier, et s'il est vrai que le blanc de zinc n'offre aucune difficulté d'emploi pour les intérieurs, il n'en est pas de même pour les extérieurs.

La maison Leclaire, qui s'est fait une spécialité pour les travaux au blanc de zinc, broie elle-même ses produits, tout en soignant particulièrement ses enduits, ce qu'aucune autre maison ne pourrait faire.

Répondant à une question de M. Crépin, lui demandant si la production actuelle du zinc serait suffisante pour remplacer la céruse le cas échéant, M. Pascal répondait qu'on ne pourrait, selon lui, se pourvoir de zinc dans les conditions nécessaires au marché.

*
* *

M. Nénot, prenant à son tour la parole, déclarait qu'il a toujours vu employer la céruse pour les travaux extérieurs, le blanc de zinc offrant certainement moins de garanties de solidité et de durée. Il faut reconnaître cependant que la maison Leclaire, dont on n'a d'ailleurs que des éloges à faire, apporte un soin tout particulier dans sa préparation du blanc de zinc et ne regarde pas à la main-d'œuvre. Elle a un personnel ne se composant que d'ouvriers habitués à manier ce produit et, malgré toutes ces garanties, on a observé que les peintures extérieures exécutées par cette maison offraient moins de résistance aux intempéries atmosphériques que celles faites à la céruse.

Les architectes n'ont pas d'idée préconçue en cette question et si jamais on était forcé de n'utiliser que du zinc, on pourrait y arriver en prenant modèle sur la maison Leclaire, quoique aucun entrepreneur ne puisse réellement rivaliser avec elle pour les soins qu'elle apporte à l'exécution de ses travaux.

En résumé, le zinc succédera peut-être à la céruse, mais il ne la remplacera pas, et si les architectes se sont tenus jusqu'ici dans l'expectative en employant régulièrement le blanc de zinc pour les intérieurs, c'est qu'ils étaient obligés de donner satisfaction à leur clientèle qui a toujours réclamé, non sans raison, l'emploi de la céruse pour les extérieurs.

M. Poirrier, après cette déposition, demandait à M. Nénot si le prix de revient des peintures faites par la maison Leclaire était plus élevé que celui des maisons n'employant que la céruse ?

M. Nénot : « Pas plus cher ».

M. Poirrier ajoutait : « Ainsi cette maison arrive à exécuter des peintures comparables à celles faites à la céruse, comme solidité et comme durée, et à un prix équivalent. »

*
* *

Sur la demande de M. le Président, M. Paulin déclarait qu'il se servait régulièrement du zinc pour l'intérieur, mais que ce dernier produit est inférieur comme durée à la céruse pour l'extérieur.

*
* *

M. Defrasse est un partisan de l'emploi du blanc de zinc, tant pour l'intérieur que pour l'extérieur. Il a pu se rendre compte que les applications faites par la maison Leclaire sur les extérieurs duraient huit années par exemple, sans aucun changement appréciable. Cette maison se fournit à la « Vieille Montagne », elle n'a pas de préparation spéciale pour ses peintures, elle soigne simplement ses enduits.

M. Daumy, à la fin de ces dépositions, posait la question suivante :

« Si toutes les maisons de peinture prenaient les mêmes soins que la maison Leclaire, pourrait-on arriver à la suppression de l'emploi de la céruse ? »

M. Nénot lui répondait en ces termes :

« Parfaitement; mais on ne fera toujours de bon travail qu'avec la céruse. »

*
* *

Dans cette même séance, la Commission décidait de demander des renseignements complémentaires au bureau de la Chambre syndicale des couleurs et vernis de Paris, au sujet de sa déposition concernant la production du zinc.

Elle priait aussi M. le docteur Mosny, de lui communiquer les résultats de son enquête sur les divers cas de saturnisme qui peuvent se présenter dans les services hospitaliers de Paris et de province. (Arrêté de M. le Ministre du Commerce en date du 3 novembre 1905.)

*
* *

Le président de votre Commission recevait quelques jours après la réponse de M. le docteur Mosny, ainsi que celle de la Chambre syndicale des couleurs et vernis de Paris.

Voulant être pourtant fixée officiellement sur les statistiques fournies par M. Villemot, la Commission, par l'organe de son président, adressait, le 20 février dernier, copie de la lettre de la Chambre syndicale des couleurs et vernis de Paris à M. le Ministre du Travail, en le priant, en même temps, de lui faire parvenir les statistiques de son Département, concernant la production du plomb et du zinc.

On trouvera ces réponses à l'annexe du présent rapport.

*
* *

Le 4 mars, votre Commission recevait, sur sa demande, une délégation de l'Association d'hygiène et de sécurité des travailleurs.

Cette délégation était composée de MM. Chevalier, Edmond Briat, Edmond Peretti, Abel Craissac.

Au nom de cette Association, M. Abel Craissac, prenant la parole, déclarait tout d'abord que ce groupement comprend non seulement des ouvriers, mais des chimistes et des médecins.

Reprenant la question de l'amendement Maurice-Faure, M. Craissac est persuadé que le Sénat, en ne votant que l'interdiction de la céruse pour les travaux intérieurs, était convaincu qu'il se trouvait devant une impossibilité matérielle pour remplacer ce produit dans les peintures extérieures. N'avait-on pas dit qu'une pareille interdiction serait la ruine de l'industrie de la céruse ? Et pourtant les travaux extérieurs représentent à peine la dixième partie des travaux de peinture.

Comme exemple sur ce point, M. Craissac cite les prix comparatifs de différents devis de travaux faits à Paris, où il apparaît que les peintures extérieures n'y entrent que pour une faible proportion.

En province, la proportion est encore plus grande, car l'on ne peint que très peu à la céruse extérieurement.

Le service des ponts et chaussées n'emploie plus ce produit, depuis 1902, pour ses travaux maritimes.

On ne pourrait donc expliquer, d'après M. Craissac, l'effort des partisans du maintien de la céruse, que par l'espoir de pouvoir violer la loi qui en interdit l'usage à l'intérieur.

On a objecté aussi qu'il serait impossible de trouver la quantité de zinc nécessaire pour remplacer la céruse le cas échéant; mais les fabricants de ce produit n'ont-ils pas dans leurs usines des fours à zinc, dont la production, en comptant celle de la Vieille-Montagne, arrive au chiffre de 150.000 tonnes par an?

D'ailleurs, il ne faut que six mois pour construire un four, ce qui écarte toute crainte pour l'application éventuelle d'une loi interdisant complètement la céruse.

La production minière du zinc serait assez importante pour faire face aux demandes du marché ; et tous les jours ne découvre-t-on pas de nouveaux gisements de ce produit en Tunisie ?

N'a-t-on pas dit aussi que le zinc n'offrait pas les mêmes qualités de solidité que la céruse pour l'extérieur ?

Il n'y a qu'à se reporter, pour réfuter cet argument, aux réponses des ingénieurs des ponts et chaussées, lors de l'enquête prescrite à ce sujet en 1901 par M. Baudin, Ministre des Travaux publics. Sur 113 rapports parvenus, dont 107 réponses fermes, on en trouve 73 absolument favorables à l'emploi exclusif du blanc de zinc à l'intérieur comme à l'extérieur.

Il n'y a pas non plus que les résultats concluants de cette enquête administrative, car la maison Leclaire, depuis 1848, ne se sert que de blanc de zinc pour ses travaux de peinture. Les expériences exécutées rue d'Alleray sont favorables, elles aussi, aux arguments soutenus par les adversaires de la céruse et M. Craissac pense que les procès-verbaux publiés à ce sujet par la *Revue d'hygiène et de police sanitaire* de mars 1908 sont des arguments en faveur de sa thèse.

Les architectes, toujours d'après M. Craissac, ne peuvent exactement se rendre compte de ce qui se passe sur les chantiers, ce qui expliquerait leur hésitation à prendre un parti en faveur de l'un ou l'autre produit.

M. Craissac terminait sa déposition en demandant à la Commission d'accepter l'amendement Maurice-Faure, étant persuadé que la Chambre ne se refuserait pas, le cas échéant, à voter le principe de l'indemnité aux cérusiers.

*
* *

La Commission était convoquée une dernière fois, le jeudi 11 mars, pour émettre définitivement son avis sur l'amendement Maurice-Faure, ainsi conçu :

« *A l'article 2, au lieu de :* « *exécutés à l'intérieur des bâtiments* », dire : « *exécutés tant à l'extérieur qu'à l'intérieur des bâtiments* », ainsi que sur l'amendement de M. Cazeneuve, rédigé comme il suit :

« *Art. 2.* — Trois ans après la promulgation de la présente loi, l'emploi de la céruse, de l'huile de lin plombifiée, *et de tout produit spécialisé renfermant de la céruse* sera interdit dans tous les travaux de peinture, de quelque nature qu'ils soient, exécutés *tant à l'extérieur qu*'à l'intérieur des bâtiments. »

Chaque membre de la Commission fut succesivement appelé à émettre son opinion. A la majorité d'une voix l'amendement Maurice-Faure était adopté (1). Quant à l'amendement de M. Cazeneuve, il était également accepté.

L'article 2 du projet de loi se trouvait donc rédigé de la façon suivante :

« Trois ans après la promulgation de la présente loi, l'emploi de la céruse, de l'huile de lin plombifiée et de tout produit spécialisé renfermant de la céruse, sera interdit dans tous les travaux de peinture, de quelque nature qu'ils soient, exécutés tant à l'extérieur qu'à l'intérieur des bâtiments. »

*
* *

Les membres de la minorité de votre Commission estimaient que des dépositions recueillies au cours de cette der-

(1) Dans la séance supplémentaire qui a été tenue par la Commission pour la lecture de ce rapport, M. Touron a déclaré que, s'il avait été présent le 11 mars dernier, il aurait voté contre l'amendement Maurice Faure.

nière enquête, ne se dégageait pas la preuve absolue de la possibilité de substituer dans les travaux de peinture à l'extérieur le blanc de zinc à la céruse. La majorité, au contraire, a pensé que, sans faire état de l'expérience poursuivie à l'annexe de l'institut Pasteur, la pratique de la maison Leclaire, déjà vieille de cinquante années, les résultats obtenus par les ingénieurs des ponts et chaussées et du service maritime, l'opinion favorable d'un grand nombre d'entrepreneurs et d'ouvriers, le souci de la santé et de l'hygiène des travailleurs, ainsi que le délai de trois ans imparti par la loi, lui faisaient un devoir de demander au Sénat l'interdiction absolue de l'usage de la céruse dans tous les travaux de peinture en bâtiments.

La Commission maintenait, en même temps, le principe de l'indemnité et ce vote peut être considéré, de sa part, comme une manifestation du vif désir qu'elle éprouve de concilier les sentiments déjà exprimés par le Sénat, avec la nécessité de faire aboutir une loi attendue par toute une catégorie de travailleurs.

PROJET DE LOI

Article premier.

Dans les ateliers, chantiers, bâtiments en construction ou en réparation et généralement dans tout lieu de travail où s'exécutent des travaux de peinture en bâtiments, les chefs d'industrie, directeurs ou gérants sont tenus, indépendamment des mesures prescrites en vertu de la loi du 12 juin 1893 sur l'hygiène et la sécurité des travailleurs, de se conformer aux prescriptions suivantes.

Art. 2.

Trois ans après la promulgation de la présente loi, l'emploi de la céruse, de l'huile de lin plombifiée et de tout produit spécialisé renfermant de la céruse, sera interdit dans tous les travaux de peinture, de quelque nature qu'ils soient, exécutés tant à l'extérieur qu'à l'intérieur des bâtiments.

Art. 3.

Les fabricants dont l'industrie sera atteinte par les dispositions de la présente loi auront droit à une indemnité qui sera fixée par le tribunal civil de l'arrondissement où sera situé l'établissement.

Dans le cas où la fabrique serait occupée par un locataire, une indemnité distincte serait due au locataire et au propriétaire de l'immeuble.

ART. 4.

Un règlement d'administration publique indiquera les travaux spéciaux pour lesquels il pourra être dérogé aux dispositions précédentes.

ART. 5.

Les inspecteurs du travail sont chargés d'assurer l'exécution de la présente loi. A cet effet, ils ont entrée dans tous les établissements spécifiés à l'article premier. Toutefois, dans le cas où les travaux de peinture sont exécutés dans des locaux habités, les inspecteurs ne pourront pénétrer dans ces locaux qu'après y avoir été autorisés par les personnes qui les occupent.

ART. 6.

Les articles 5, 7, paragraphes 1 et 3, 9 et 12 de la loi du 12 juin 1893 sont applicables à la constatation des contraventions prévues par la présente loi, ainsi qu'à leur répression.

ANNEXES

Lettre de M. le docteur MOSNY.

Monsieur le Sénateur,

En réponse à la lettre par laquelle vous me faites demander communication des résultats de mon enquête sur le saturnisme, j'ai l'honneur de vous faire connaître qu'il m'est, à mon grand regret, impossible de vous communiquer des documents utilisables.

J'ai, en effet, envoyé à 164 médecins des hôpitaux de Paris et de province, les feuilles relatives à cette enquête : chacun d'eux avait reçu vingt feuilles individuelles, représentant approximativement le nombre des saturnins passant, dans le cours d'une année, par un service hospitalier.

Or, je n'ai reçu que 17 réponses portant sur 80 cas de saturnisme. Et, précisément, cette même année, j'avais eu dans mon service, à l'hôpital Saint-Antoine, comportant 35 lits d'hommes, 20 cas de saturnisme professionnel.

Il est donc bien évident que les réponses qui m'avaient été faites ne portaient que sur un nombre restreint de saturnins. Si l'on ajoute à cela la très faible proportion des réponses (17 sur 80), il est certain qu'une enquête faite dans de telles conditions ne pouvait donner aucun renseignement utile.

C'est pour cette raison que je n'en ai jamais publié les résultats.

J'ai conservé toutes les réponses, et si vous le voulez, je puis vous les communiquer; mais elles ne vous donneront aucun renseignement utilisable.

Veuillez agréer, je vous prie, Monsieur le Sénateur, l'expression de mes sentiments les plus distingués.

Paris, 21 février 1909.

Signé : MOSNY.

Chambre syndicale des couleurs et vernis, Paris.

Paris, le 16 février 1909.

A M. le Président de la Commission des composés du plomb.

Monsieur le Président,
Messieurs les Sénateurs,

Comme suite aux renseignements que nous avons eu l'honneur de vous soumettre, nous nous empressons, sur votre demande, de les compléter et de vous indiquer aussi précise que possible la situation commerciale de nos produits céruse et blanc de zinc.

Les producteurs de blanc de zinc et l'importation ont fourni à la France en 1908 :

La société de la Vieille-Montagne, tant pour l'industrie que pour la peinture, environ	5.500.000 kil.
MM. Charles Expert-Bezançon et Cie	600.000
MM. Chabaury, Marseille (cette maison travaille surtout pour l'exportation), pour France	200.000
J. Bruzon et Cie, Tours	500.000
Importation : Etats-Unis	2.200.000
— Allemagne	1.087.000
Soit	10.087.000 kil.

qui ont été fournis à la consommation française et ses colonies.

La production et l'importation de la céruse (14 usines en France) ont donné environ .... 22.000.000 kil.

qui ont été absorbés par la consommation française et les colonies, une faible partie seulement a été exportée.

Si vous devez supprimer ces 22.000 tonnes, nous n'avons rien pour les remplacer. Nous devons toutefois signaler que des productions d'oxyde de zinc sont annoncées depuis quelques années à Dunkerque et à Lille, mais il n'y a rien eu d'offert, ni produit, ni échantillons. Quelle quantité, quelle qualité, sortiront de ces usines?

Il faut sans doute attendre encore longtemps pour être fixé.

Les précédents efforts dans ce sens ne sont pas encourageants : des entreprises de fabrication de blanc de zinc ont été faites en 1901, 1902, 1903 à Saint-Jean-de-Losne et à Honfleur : ces usines ont produit peu et ont dû renoncer à cette production trop onéreuse.

A Toulouse, on parle depuis des années d'une production d'oxyde de zinc par l'électrolyse, qui n'a pas donné de résultats.

Les mines d'Allom et d'Ambernac (Charente) avaient entrepris, il y a deux ou trois ans, la production du carbonate de zinc et de l'oxyde de zinc, cette entreprise a sombré.

La Société de Malfidano, affaire en pleine marche et prospère par son industrie du zinc métal et du plomb, faisait dans son usine de Noyelles-Godault (Pas-de-Calais), du blanc de zinc depuis 1895; la campagne contre la céruse date de 1901, et cependant Malfidano a renoncé à fabriquer du blanc de zinc en 1905.

La Société des Usines de Grenelle, qui faisait du blanc de zinc depuis cinquante-cinq ans, expropriée, n'a pas remplacé cette usine.

Malgré la bonne foi entière et les soins que nous avons pris pour avoir des renseignements aussi exacts que possible, nos chiffres peuvent être contestés et discutés, mais ce qui subsiste et qui est indiscutable c'est que :

En l'année 1908, en pleine saison, nous avons eu beaucoup de peine à nous procurer le blanc de zinc et la céruse nécessaires à la consommation;

Qu'incontestablement la totalité de la production du blanc de zinc, soit fabriquée en France, soit importée, a été consommée et que néanmoins plus de 20.000 tonnes de céruse ont été nécessaires, lesquels 20 millions de kilos, en cas de suppression de la céruse, seraient à remplacer par du blanc de zinc;

Qu'aucune réalité existante ne nous permet de penser que l'on pourrait trouver cette quantité de blanc de zinc, et que le commerce, qui vit de réalités, ne peut compter sur des prévisions aussi hypothétiques.

Nous nous tenons à votre entière disposition pour compléter encore ces renseignements sur les points qui vous paraîtraient encore devoir retenir l'attention et nous vous prions d'agréer nos très respectueuses salutations.

Pour la Chambre syndicale des couleurs et vernis :

Le Président :

Signé : VILLEMOT.

MINISTÈRE
DU TRAVAIL
et de
LA PRÉVOYANCE SOCIALE

Cabinet du Ministre.

RÉPUBLIQUE FRANÇAISE

Paris le 24 février 1909.

Monsieur le Président,

Pour satisfaire au désir que vous m'avez exprimé par lettre du 20 de ce mois, au nom de la Commission sénatoriale des composés du plomb, j'ai l'honneur de vous adresser ci-joints différents renseignements statistiques relatifs à la production et au commerce respectifs du plomb et du zinc, de 1893 à 1906.

Pour le surplus, j'estime fort exagérées les craintes exprimées par la Chambre syndicale des couleurs et vernis en ce qui concerne l'impossibilité, pour les producteurs d'oxyde de zinc, de faire face aux besoins de l'industrie de la peinture en bâtiments, le jour où l'emploi de la céruse serait interdit.

Le projet de loi actuellement soumis à l'étude de la Commission sénatoriale ne comporte pas, en effet, l'interdiction immédiate et brutale du blanc de céruse, mais prévoit un délai de trois ans pour l'accomplissement de cette réforme.

En inscrivant ce délai dans le projet, le Gouvernement et la Chambre des Députés ont justement eu pour but de permettre à l'industrie de l'oxyde de zinc de prendre le développement nécessaire pour lui permettre de faire face aux besoins de la consommation.

Sans avoir en ma possession les documents nécessaires pour vérifier l'exactitude des chiffres fournis par le syndicat des marchands de couleurs, j'estime, en les tenant pour exacts, qu'ils ne sauraient constituer un argument contre le vote du projet de loi qui vous est soumis.

S'il est indéniable que la production actuelle de l'oxyde de zinc est notablement inférieure à celle du blanc de céruse, cela tient purement et simplement à ce fait que les producteurs de blanc de zinc, manquant jusqu'à ce jour de débouchés, n'ont pu faire progresser leur industrie. Il ne pouvait en être autrement, car on ne saurait concevoir qu'il fût, dès à présent, fabriqué des quantités considérables de blanc de zinc condamnées à rester en magasin jusqu'à une époque encore indéterminée.

Cela résulte très nettement de la communication même du syndicat des marchands de couleurs qui signale un certain nombre de fabriques de blanc de zinc comme ayant été obligées de cesser leur exploitation.

La seule question qui présente véritablement un intérêt est celle de savoir si la production du zinc permettra, au moment où s'opérera la substitution, de fournir à la fabrication du blanc de zinc la quantité nécessaire de matière première.

Or, les statistiques, jointes à la présente lettre, indiquent de la façon la plus évidente que la production du zinc, tant en France qu'en Europe, est considérable et, de plus, se développe avec rapidité. Il est par suite vraisemblable que, le jour où les producteurs de blanc de zinc trouveront à leurs produits un écoulement suffisant, leur fabrication, pourvue d'une matière première particulièrement abondante, se développera dans des conditions aussi favorables que celles dans lesquelles a prospéré jusqu'à ce jour l'industrie de la céruse.

Vous trouverez dans le rapport sur le projet de loi, présenté au nom de la Commission d'hygiène de la Chambre, par M. J.-L. Breton (Doc. parlem., n° 799, session 1907, p. 618-627), différents documents et statistiques sur la richesse et l'abondance respectives des gisements de plomb et de zinc, qui corroborent, par des renseignements détaillés, les observations formulées ci-dessus.

Agréez, Monsieur le Président, l'assurance de ma haute considération.

Le Ministre du Travail et de la Prévoyance sociale,

Signé : VIVIANI.

MINERAIS DE ZINC

Production de 1893 à 1906. (En tonnes.)

ANNÉES	FRANCE	ALGÉRIE	TUNISIE	ENSEMBLE	ANGLETERRE	ALLEMAGNE	BELGIQUE	AUTRICHE-HONGRIE	ITALIE
1893.........	74.400	24.400	»	98.800	24.100	787.000	11.300	30.600	133.000
1894.........	76.900	29.700	»	106.600	22.200	729.000	11.600	30.500	132.000
1895.........	72.700	14.000	»	86.700	17.800	706.000	12.200	28.500	121.000
1896.........	81.300	17.600	12.100	121.000	19.600	730.000	11.600	25.900	121.000
1897.........	82.300	32.300	11.830	126.430	19.600	664.000	11.000	27.600	122.200
1898.........	82.100	29.800	21.800	133.700	24.000	642.000	11.500	27.400	132.000
1899.........	84.800	43.000	22.400	150.200	23.500	664.000	9.500	27.400	151.000
1900.........	67.000	30.300	16.000	113.300	25.000	639.200	8.700	37.100	140.000
1901.........	61.500	27.000	17.900	106.400	24.000	647.000	8.700	38.200	136.000
1902.........	58.000	33.000	18.400	109.400	25.500	703.000	3.900	32.700	132.000
1903.........	67.000	43.000	21.000	131.000	25.300	683.000	3.900	32.400	132.000
1904.........	53.000	47.000	27.000	127.000	28.000	716.000	3.700	29.046	158.000
1905.........	62.000	68.000	37.000	167.000	24.300	751.000	3.900	29.200	148.000
1906.........	53.500	74.400	32.400	160.300	23 000	705.000	3.900	32.200	156.000

Métallurgie et production du zinc de 1893 à 1906. (En tonnes.)

ANNÉES	FRANCE	ANGLETERRE	ALLEMAGNE	BELGIQUE	AUTRICHE-HONGRIE	ITATIE
1893............	22.400	23.300	143.200	95.700	5.900	»
1894............	23.400	25.500	143.400	97.000	5.900	»
1895............	24.200	21.300	150.260	107.700	6.800	»
1896............	35.600	15.100	153 100	113.400	6.500	»
1897............	38.000	16.200	151.000	116.000	6.200	»
1898............	37.200	28.350	155.000	120.000	6.800	250
1899............	39.300	25.200	153.000	123.000	7.300	250
1900............	36.300	24.900	156.000	119.000	7.300	550
1901............	37.600	21.200	106.000	119.000	6.700	500
1902............	36.300	25.800	175.000	125.000	8.300	500
1903............	37.400	24.700	182.500	125.000	8.300	500
1904............	41.000	30.000	193.000	137.000	9.200	126
1905............	43.200	30.300	198.000	143.000	9.200	5
1906............	46.500	32.700	206.000	143.000	10.800	69

MINERAIS DE PLOMB

Production de 1893 à 1906. (En tonnes.)

ANNÉES	FRANCE	ALGÉRIE	TUNISIE	ENSEMBLE	ANGLE-TERRE	ALLE-MAGNE	BELGIQUE	AUTRICHE-HONGRIE	ITALIE
1893.........	24.000	280	»	24.280	41.500	153.900	70	101.200	29.000
1894.........	29.000	280	»	29.280	41.200	149.400	160	101.200	29.500
1895.........	21.900	180	»	22.080	39.000	144.900	220	102.600	30.000
1896.........	19 000	117	»	19.117	42.000	140.000	70	103.200	30.600
1897.........	20.500	145	2.123	22.768	36.000	138.000	108	104.800	36.200
1898.........	20.800	120	2.375	23.295	33.500	137.500	133	104.900	34.000
1899.........	17.500	390	3.300	21.190	31.500	144.380	137	14.500	31.000
1900.........	24.300	222	6.900	31.422	32.500	148.200	230	14.200	35.000
1901.........	20.600	1.600	8.200	30.400	28.400	153.100	230	14.900	43.000
1902.........	22.600	26	12.900	35.526	25.000	168.000	160	19.010	42.000
1903.........	23.000	500	12.000	35.500	27.000	166.000	160	19.000	42.000
1904.........	14.000	500	17.000	31.500	27.000	164.000	90	22.500	42.000
1905.........	12.000	7.500	15.000	34.500	28.000	153.000	126	22.500	39.000
1906.........	11.800	11.200	15.000	38 000	31.000	141.000	126	19.000	41.000

MÉTALLURGIE DU PLOMB

Production de 1893 à 1906. (En tonnes.)

ANNÉES	FRANCE	ANGLETERRE	ALLEMAGNE	BELGIQUE	AUTRICHE-HONGRIE	ITALIE
1893............	8.100	38.200	97.600	12.000	10.900	19.900
1894............	8.700	42.800	100.800	14.100	10.900	19.600
1895............	7.600	55.300	113.900	15.600	11.900	20.400
1896............	8.200	77.000	129.000	17.200	12.400	20.400
1897............	9.900	53.200	119.000	17.000	11.600	22.400
1898............	10.000	61.300	132.700	19.300	12.800	24.500
1899............	16.000	48.100	129.200	15.700	12.500	20.500
1900............	15.200	42.000	121.800	16.400	11.700	23.800
1901............	21.000	44.300	123.000	16.400	12.700	25.800
1902............	19.000	38.700	140.300	73.400	13.300	26.500
1903............	23.000	35.400	143.300	73.400	13.300	26.500
1904............	18.800	27.200	138.000	12.600	14.600	22.100
1905............	24.100	28.600	153.000	22.900	14.700	19.100
1906............	25.600	29.800	151.000	22.900	16.900	21.300

Importations en France et exportations du plomb, du zinc, de la céruse, du blanc de zinc et minerais de plomb et de zinc, de 1893 à 1907.

ANNÉES	MINERAI				MÉTAUX				BLANC DE PLOMB ou Céruse (Carbonate de plomb.)		BLANC DE ZINC (Oxyde de zinc).	
	DE PLOMB		DE ZINC		PLOMB		ZINC					
	Importé.	Exporté.	Importé.	Exporté.	Importé.	Exporté.	Importé.	Exporté.	Importé.	Exporté.	Importé.	orté.
	quintaux	quintaux	quintaux	quintaux	quintaux	quintaux	quintaux	quintaux	quintaux	quintaux	quintaux	quintaux
1893	60.540	148.350	342.318	476.723	783.100	90.083	353.582	89.764	5.679	15.121	10.334	24.168
1894	64.435	124.852	351.227	582.814	850.093	79.420	358.661	77.482	13.435	10.607	7.870	28.019
1895	61.642	98.022	416.327	613.012	675.755	103.042	281.017	73.869	12.116	16.816	9.734	15.896
1896	57.871	88.149	508.990	624.148	807.888	114.883	350.846	114.049	11.417	23.441	11.265	11.646
1897	141.168	121.416	580.830	799.177	657.010	104.526	336.728	128.298	16.179	24.901	14.974	17.314
1898	145.530	103.794	607.788	609.623	894.890	101.728	343.952	177.100	15.472	21.124	13.853	14.213
1899	136.534	48.894	782.959	762.110	823.986	77.895	276.972	166.836	20.459	25.632	17.657	18.958
1900	205.756	31.828	661.884	546.734	885.544	100.755	366.725	149.480	19.181	27.551	17.570	20 595
1901	157.208	37.507	745.732	430.145	776.380	103.178	317.931	161.401	18.289	22.413	12.547	17.868
1902	136.910	28 696	694.909	477.539	754.901	103.247	391.825	177.504	22.279	25.192	21,591	19.951
1903	201.717	23.130	672.583	627.313	754.163	144.737	393.053	126.565	19.383	22.782	31.806	28.022
1904	257.314	18.602	880.828	577.795	763.980	145.041	358.173	190.633	21.103	22.310	32.483	31.234
1905	351.032	30.643	1.050.690	725.121	739.388	136.673	291.629	178.015	21.907	28.992	46.534	31.405
1906	431.372	18.462	1.072.585	682.105	675.513	86.969	317.182	230.327	20.723	32.014	45.283	27.087
1907	427.497	15.991	1.134.215	350.383	720.270	116.668	343.383	234.868	20.389	19.945	45.432	38.202

Chambre syndicale des Couleurs et Vernis de Paris.

Paris, le 12 mars 1909.

A Monsieur LABICHE, président de la Commission sénatoriale de la céruse et composés du plomb.

Monsieur le Président,

Au courant de l'audition que vous avez bien voulu accorder le 1er février dernier à la délégation de la Chambre syndicale, j'ai été amené à déclarer que « certains entrepreneurs de peinture, qui, loyalement, ont fait l'essai de l'emploi du blanc de zinc à l'extérieur, ont dû revenir à la céruse », et j'ai appuyé cette affirmation de l'exemple de la Société ouvrière *le Travail*.

Ayant vu mardi M. Buisson, directeur de cette Société, j'ai été amené à lui parler de ma déposition devant vous, et il m'a autorisé à vous donner communication de la copie incluse, d'une lettre qu'il a écrite à la date et au destinataire indiqués sur ladite copie.

Je profite de son autorisation pour fortifier ma déposition du 1er février.

Veuillez agréer, Monsieur le Président, mes bien respectueuses salutations.

Signé : BOYER.

Société ouvrière d'Entreprise générale de Peinture

« LE TRAVAIL »

COPIE DE LA LETTRE ADRESSÉE EN DATE DU 6 JUIN 1908

A M. HENARD, architecte de la 8e section d'architecture, Paris.

Monsieur l'Architecte,

Au nombre des travaux que nous exécutons actuellement dans la Section, se trouve la réfection des ravalements dans le 17e arrondissement, dont un certain nombre sont à refaire en peinture à l'huile.

En vertu du cahier des charges, ces travaux devraient être faits au blanc de zinc; or, nous croyons devoir attirer votre attention à ce sujet et vous faire savoir que dans des travaux similaires, notamment aux chemins de fer de Lyon et de l'Ouest, nous avons eu quelques déboires quant à la durée des travaux faits au blanc de zinc, et notre avis est qu'il est préférable de faire les ravalements à la céruse, en prenant toutes les précautions qu'en comporte l'emploi.

Ceci dit, et pour couvrir notre responsabilité, nous vous prions de vouloir bien nous donner un ordre spécial indiquant de quelle façon vous désirez que les travaux soient exécutés.

Veuillez agréer, Monsieur, l'assurance de nos sentiments bien dévoués.

Signé : BUISSON.

76333

PARIS. — IMPRIMERIE DU SÉNAT, PALAIS DU LUXEMBOURG. — J. CLÉMENT.

N° 67 *(annexe)*

SÉNAT

ANNÉE 1909

SESSION ORDINAIRE

Annexe au procès-verbal de la séance du 19 mars 1909.

RAPPORT SUPPLÉMENTAIRE

FAIT

Au nom de la Commission[1] *chargée d'examiner le projet de loi,* ADOPTÉ PAR LA CHAMBRE DES DÉPUTÉS, ADOPTÉ AVEC MODIFICATIONS PAR LE SÉNAT, MODIFIÉ PAR LA CHAMBRE DES DÉPUTÉS, *sur l'***emploi de la céruse** *dans les travaux de peinture exécutés à l'intérieur des bâtiments,*

PAR M. PÉDEBIDOU

Sénateur.

ANNEXES

(1) Cette Commission est composée de MM. Émile LABICHE, *Président;* Léon LABBÉ, RAMBOURGT, PEYROT, DAUMY, PÉDEBIDOU, POIRRIER, TOURON, Félix CRÉPIN.

(Voir les n°s 176, année 1903; 135, année 1905; 282, année 1906; 254, année 1907 et 124, année 1908, Sénat, 530-799, — 6e législ. — de la Chambre des Députés.)

I

RAPPORT

Sur l'usage du blanc de céruse à l'extérieur des bâtiments, dont les conclusions proposées par la Chambre syndicale des ouvriers peintres de Bordeaux ont été adoptées à l'unanimité par le 5e Congrès de l'Association de l'hygiène et de la sécurité des travailleurs.

MESDAMES, MESSIEURS, CHERS CAMARADES,

La loi contre le blanc de céruse est encore sur le chantier parlementaire. Permettez-nous de vous dire tout d'abord que, la bonne volonté du Gouvernement républicain et celle d'une majorité désormais acquise à la réforme aidant, celle-ci sera bientôt réalisée.

On a tôt fait de critiquer « la lenteur parlementaire »; il ne faudrait pas être au courant des extraordinaires et nombreuses embûches dressées contre le projet de loi qui nous préoccupe pour s'étonner de cette lenteur.

Chaque jour les cérusiers font surgir des objections nouvelles, que les amis du prolétariat doivent s'employer à détruire. Attermoyer, c'est une tactique que les fabricants de céruse emploient avec succès depuis le jour où Guyton de Morveau dénonça la nocivité du carbonate de plomb. D'abord, ils contestèrent la nocivité du blanc de céruse; les plus savants et les plus illustres parmi les médecins leur infligèrent d'éclatants démentis.

Ensuite, ils affirmèrent que l'oxyde blanc de zinc inoffensif proposé pour remplacer la céruse mortelle ne possédait aucune des qualités indispensables à la beauté et à la solidité des peintures. D'après eux, le blanc de zinc coûtait plus cher, ne *couvrait* pas si bien, était moins solide que la céruse. Mille fois fut établie la preuve contraire, les cérusiers n'en répétèrent pas moins leurs affirmations avec un sombre entêtement.

Ces manœuvres furent inutiles. Le Parlement français vota la suppression de la céruse à « l'intérieur » des bâtiments.

Supprimer la céruse à « l'intérieur » seulement serait faire œuvre vaine. Des sénateurs dévoués aux intérêts du monde ouvrier le comprirent à merveille et deux amendements, étendant à « l'extérieur » l'interdiction prononcée pour « l'intérieur » seulement, furent déposés à la fin de la dernière session parlementaire, par MM. Maurice Faure, sénateur de la Drôme, et Cazeneuve, sénateur du Rhône.

Autour de ces amendements la bataille est ardente. Nous avons le plaisir de constater ici que la Commission sénatoriale, qui doit à ses longues et minutieuses études de faire autorité en la matière, s'est prononcée en faveur de ces amendements.

II

Comment justifier l'ardeur que les cérusiers apportent au maintien de la céruse à « l'extérieur » des bâtiments **lorsqu'on sait que les travaux extérieurs représentent à peine la dixième partie des travaux de peinture.**

Il convient, en outre, de faire remarquer que, depuis 1902, l'usage de la céruse est interdit pour tous les travaux des ponts et chaussées, ponts, bouées, balises, phares, travaux d'art de toutes sortes, ce qui ajoute encore à la valeur de cette constatation.

Pour notre part, l'ardeur des cérusiers se justifie par la certitude que le maintien de la céruse à l'extérieur permettra de violer la loi en interdisant l'usage pour les travaux intérieurs. Il est folie d'imaginer que si, sous prétexte de travaux à l'extérieur, on laisse de la céruse à la disposition des entrepreneurs, ils ne s'en serviront que dans la stricte mesure permise.

III

Mieux vaudrait nier la lumière du jour que la possibilité de supprimer la céruse à l'extérieur des bâtiments.

Nous n'oublions pas, qu'à la tribune du Sénat et dans un rapport parlementaire, on est venu dire que certains, parmi les plus fervents adversaires de la céruse, avaient éprouvé des mécomptes en se servant de l'oxyde de zinc à l'extérieur.

On cita l'exemple des travaux de la gare de Vincennes, il était malheureux. Cette machine de guerre fut mise en marche à la toute dernière heure, à la veille même de la discussion devant le Sénat.

Nous avons tenu à nous livrer à une enquête. Les travaux sont, en effet, déplorables, mais la fragilité du blanc de zinc n'est là pour rien.

On ne peut invoquer pareille expérience.

D'abord quelles garanties de sincérité présente-t-elle ?

Le travail a-t-il été exécuté selon les règles de l'art? C'est possible, mais M. Buisson qui en fut chargé, tout comme nous, l'ignore. Il dirige une grande entreprise et ne peut visiter qu'exceptionnellement ses chantiers.

A-t-on lessivé, épousseté, gratté avant l'apposition des nouvelles peintures? Il n'est pas besoin d'être très audacieux pour affirmer que dans le hall d'une gare ces opérations préparatoires sont plutôt rondement menées. Quel ouvrier peintre soutiendra le contraire? Et dès lors peut-on critiquer un travail exécuté dans de semblables conditions ?

Mais, puisqu'on a choisi la gare de Vincennes pour terrain de discussions, revenons aux constatations que nous y fîmes minutieusement.

Les couches de peinture appliquées antérieurement à la dernière mise en état de propreté étaient composées de blanc de céruse. Sous l'action de la chaleur ou pour toute autre raison, ces peintures à base de céruse se sont « cloquées » (pour le peintre en bâtiment, cloquer est un terme technique qui signifie boursoufler), donc la couche de peinture au blanc de zinc fut appliquée sur ces cloques, dont on ne peut rendre responsable que la peinture à la céruse.

Plus tard, ces cloques se détachèrent définitivement des parties peintes, entraînant dans leur chute le blanc de zinc dont on les avait recouvertes...

M. Pédebidou a d'ailleurs soumis la composition de ces « cloques » à l'analyse de M. Ogier, l'éminent directeur du Laboratoire de toxicologie du département de la Seine. On se rappelle les résultats de cette analyse : *les cloques étaient composées* pour 32,4 0/0 de céruse, de 1 0/0 de zinc (traces de zinc, dit le rapport d'analyse) autrement dit vis-à-vis de la céruse, le blanc de zinc se trouvait dans la situation d'un homme aux prises avec 33 autres. Voilà l'expérience dont on s'est servi pour tenter de discréditer le blanc de zinc. N'est-ce pas merveilleux ?

Les affirmations émises à propos de la fragilité du blanc de zinc à l'extérieur des bâtiments, ne tardèrent d'ailleurs pas à être réfutées. Et cette réfutation émane d'un homme dont la parole est hautement respectée. Je veux parler du Directeur de la Maison fondée par l'illustre Jean Leclaire. Cette réponse qui a été lue à la tribune du Sénat par l'honorable rapporteur, M. Pédebidou, la voici :

« En réponse à la demande que vous nous avez faite concernant le blanc de zinc, nous avons l'honneur de vous informer que dans notre maison le blanc de zinc est employé depuis 1845 ; que des extérieurs peints par nous au blanc de zinc ont tenu pendant dix années d'intervalle entre deux ravalements — c'est-à-dire entre deux applications nouvelles — nous ne parlons pas des intérieurs où sa supériorité est reconnue, à notre avis basé sur une longue expérience, sur le blanc de céruse dans les applications de la peinture en bâtiments.

« Paris, 27 novembre 1906.

« Signé : BRUGNIOT,

« *Directeur de la Maison Leclaire* ».

Nous nous permettons d'appeler l'attention des membres du Parlement sur cette particularité :

Lorsque la chambre syndicale des entrepreneurs de Paris organisa les expériences de l'Institut Pasteur, elle déclara qu'elle considérerait comme possible le remplacement de la céruse, à l'extérieur, par le blanc de zinc, si celui-ci se comportait aussi bien que son sinistre rival pendant une durée de cinq ans.

Or, voici qu'une maison de peinture, jouissant d'une réputation universelle, qui, non seulement est la plus importante de Paris, mais qui encore exécute des travaux sur tous les points de la France et dont les ouvriers sont constamment sollicités par l'Angleterre, l'Allemagne, la Belgique, la Russie, l'Autriche, voici que cette maison unique au monde, qui, depuis 1848, n'emploie que du blanc de zinc, vient déclarer que les travaux exécutés par elle tiennent à l'extérieur non pas cinq ans, mais souvent dix.

Il serait vraiment surprenant qu'une maison de peinture voie sa prospérité s'accroître de jour en jour, si elle n'exécutait que des travaux de durée éphémère.

Les directeurs de la maison Leclaire ont voulu être plus précis encore. Ils ont indiqué les immeubles peints à l'extérieur au blanc de zinc en rappelant les dates des travaux.

Des sénateurs, des commissaires ont visité ces travaux et sont partis convaincu.

Nous savons qu'il en faut plus pour déconcerter les défenseurs de la céruse.

Sans doute, diront-ils, il y a des peintures au blanc de zinc qui tiennent, mais nous en connaissons d'autres...

Evidemment, toute peinture appliquée par un entrepreneur consciencieux est solide, qu'elle soit au blanc de zinc ou à la céruse. Le contraire est également exact. Votre céruse, Messieurs, si elle est étendue avec négligence, « cloque », « farine » et s'effeuille au bout d'un an ou deux ans; elle jaunit aussi, ce que ne fait jamais le blanc de zinc, insensible à l'action des émanations sulfureuses. — Nous pourrons montrer nombre de vos travaux qui sont en lamentable état de conservation.

Cependant, lorsque vous voudrez prendre des exemples de fragilité pour la peinture au blanc de zinc, il serait bon de les choisir avec plus de précaution que celui du viaduc de Garabit auquel M. Prevet faisait une allusion malheureuse devant le Sénat, lorsqu'il disait :

« Chez nous, il n'y a pas d'ingénieurs des ponts et chaussées qui n'ait fait à ce sujet (solidité du blanc de zinc à l'extérieur) des expériences comparatives, eh bien ! partout où l'on a exécuté un travail public, un pont, par exemple, ou un monument quelconque, ce pont ou ce monument, très rapidement, au bout de quelques années, tout est à recommencer. » Et M. Prevet d'ajouter : « Il en est tout autrement si le pont a été peint au blanc de céruse ». M. Prevet n'a pas de chance ; à peine avait-il émis cette opinion que M. Arthur Fontaine, directeur du travail et commissaire du Gouvernement, vint en quelques mots réduire à néant son argumentation.

Je cite le *Journal officiel* :

« *M. le Commissaire du Gouvernement.* — J'entendais murmurer derrière moi, lorsque l'honorable M. Prevet parlait de peintures sur ponts, le nom du viaduc de Garabit.

« Il ne faudrait pas non plus considérer comme décisif l'essai tenté sur ce viaduc. Ce n'est un secret pour personne, que, sur cet ouvrage, l'échec ne fut pas imputable au blanc de zinc, mais à un mélange avec le sulfate de barite, ce qui constitue une malfaçon. »

Nous oserons nous permettre de compléter sur ce point les renseignements de M. le Commissaire du Gouvernement. Le viaduc de Garabit a été peint avec un mélange de 70 0/0 de sulfate de barite, 20 0/0 d'oxyde de zinc et 10 0/0 de sulfure de zinc. Le sulfate de barite qui domine dans cette composition est une matière inerte et vénéneuse qui n'offre au point de vue de la solidité aucune espèce de garanties.

Le sulfate de barite vaut de 8 à 10 francs les cent kilos. Si les entrepreneurs de peinture, en raison de son prix peu élevé, s'en sont servis au viaduc de Garabit en place du blanc de zinc qui coûte quatre fois plus cher, c'est une affaire entre eux et l'administration des ponts et chaussées, mais que l'on ne vienne pas rendre le blanc de zinc responsable des imperfections du sulfate de barite !

Revenons sur cette phrase de M. Prevet : « Chez nous il n'y pas d'ingénieurs des ponts et chaussées qui n'aient fait à ce sujet (la solidité du blanc de zinc à l'extérieur), des expériences comparatives. »

Ceci est parfaitement exact. Mais si par là, l'honorable sénateur de Seine-et-Marne a prétendu établir devant le Sénat que ces expériences avaient convaincu les ingénieurs de l'impossibilité de remplacer à l'extérieur le blanc de céruse par le blanc de zinc, il a fâcheusement erré.

Nous nous trouvons ici fort à l'aise et n'avons pas besoin de recourir à des exemples aussi surprenants que celui du désormais célèbre viaduc de Garabit.

Donc, les ingénieurs des ponts et chaussées ont fait des expériences. Leur avis a été sollicité et recueilli par un Ministre dont le souci premier consiste en l'amélioration des conditions d'existence des laborieux.

Nous voulons parler de M. Pierre Baudin, que nous sommes heureux de saluer en passant et auquel nous tenons à exprimer, en cette occasion, les sentiments de profonde gratitude que les ouvriers peintres nourrissent à son égard.

Le corps des ponts et chaussées a rendu sa sentence. Par 73 voix contre 34 sur 107 votants, il a admis la possibilité de remplacer le blanc de céruse par le blanc de zinc à l'extérieur des bâtiments. On trouve que cela n'est pas un résultat probant?

Nos adversaires sont vraiment exigeants.

Pour éclairer complètement les membres du Parlement sur la valeur de la consultation des ponts et chaussées, nous tenons à citer quelques avis recueillis au hasard dans cette consultation.

IV

Enquête organisée près des ingénieurs en chef des ponts et chaussées, en 1901, par M. Pierre Baudin, Ministre des Travaux publics.

Sur 107 rapports, provenant des ingénieurs en chef, 73 sont absolument favorables à l'emploi exclusif du blanc de zinc à l'intérieur comme à l'extérieur.

L'ingénieur en chef du contrôle du Midi fait connaître que le blanc de zinc a été exclusivement employé sur tous les ouvrages de la ligne du chemin de fer entre Tournemire et le Vigan, sur tous les ouvrages métalliques, notamment ; le résultat a été excellent.

Pour l'Ingénieur en chef de l'Aisne, la peinture au blanc de zinc bien exécutée *résiste mieux que la céruse à l'action de l'air.*

Pour l'ingénieur en chef du service maritime à Nice, le blanc de zinc vaut le blanc de céruse : *il est même généralement préféré.* Il est employé exclusivement pour l'entretien des bouées et balises.

Pour les ingénieurs du département des Hautes-Alpes, les peintures à blanc de zinc sont solides et *durables, inaltérables* et d'une innocuité absolue ; leur emploi est aussi facile et *pas plus coûteux* que celui des peintures à la céruse dont elles ont tous les avantages sans les dangers.

L'emploi du blanc de zinc en remplacement de la céruse n'a d'autre désavantage que de *heurter de vieilles habitudes.*

. . . .

Pour l'ingénieur en chef du département de la Nièvre, la peinture au blanc de zinc est *supérieure comme solidité* à la peinture au blanc de céruse, à cause de la plus grande quantité d'huile absorbée par le blanc de zinc que par le blanc de céruse (environ le double, pour un même poids des deux corps).

. . . .

L'ingénieur en chef du service maritime à Saint-Brieuc fait connaître que depuis trois ans l'emploi du blanc de zinc a remplacé celui du blanc de céruse dans presque tous les ouvrages du service maritime.

L'ingénieur en chef de la Haute-Garonne écrit : Si on n'emploie pas les peintures au blanc de zinc de préférence au blanc de céruse, cela tient en grande partie à ce que l'expérience de la peinture au zinc n'est pas complètement faite. *La routine l'a empêchée d'être suffisamment étudiée de bonne foi...*

. . . .

Pour l'ingénieur en chef de la navigation du Tarn, le blanc de zinc donne des peintures ayant plus de blancheur, acquérant plus de dureté en séchant, résistant beaucoup mieux à l'action destructive des émanations sulfureuses et étant, par suite, *d'une plus longue durée.* On peut aussi bien, avec le blanc de zinc, *faire d'excellent mastic* qui devient beaucoup plus dur que celui à la céruse.

L'ingénieur ordinaire de la navigation à Rouen n'emploie plus que le blanc de zinc depuis trois ans dans le service des dragages en régie, pour l'entretien du matériel naval notamment. Le blanc de zinc est employé exclusivement dans le service de balisage de l'estuaire de la Seine pour la peinture des balises et bouées.

L'ingénieur en chef de la navigation à Lille a employé depuis quelque temps le blanc de zinc concurremment avec le blanc de céruse ; on a constaté que *les peintures faites au blanc de zinc se conservaient très bien, même exposées à l'action directe de la mer*, comme dans le cas des peintures des fanaux des jetées du port de Calais.

. . . .

L'ingénieur en chef du Morbihan dit :

Les peintures au blanc de zinc ont bien tenu, elles ne sont pas écaillées comme on le craignait d'abord sur la foi de certains auteurs, et elles jaunissent moins que celles à base de plomb.

L'ingénieur du service maritime à Fécamp ne se sert plus que de blanc de zinc, depuis quelque temps. Il a fait peindre notamment l'extrémité des musoirs en maçonnerie des jetées, *et ces peintures n'ont plus besoin d'être renouvelées que tous les deux ans avec le blanc de zinc*. Il ajoute : « A « Fécamp, dans les travaux particuliers, il est d'ailleurs d'usage, depuis « quelques années, *d'employer exclusivement le blanc de zinc pour les « peintures extérieures des maisons ; celui-ci résiste mieux que la céruse aux « intempéries* ».

L'ingénieur en chef du service maritime à Bordeaux emploie le blanc de zinc à l'intérieur et à l'extérieur dans les phares.

L'ingénieur en chef du service maritime de Bayonne emploie exclusivement le blanc de zinc depuis plusieurs années pour la peinture des phares, musoirs de digues, bouées et autres ouvrages battus par les flots ou voisins de la mer et il le prescrit exclusivement dans ses derniers devis pour les travaux de peintures du chemin de fer.

Dans le service maritime du Pas-de-Calais on emploie universellement la peintnre au blanc de zinc. « *La peinture est solide, de bel aspect et supporte des lavages répétés sans altération.* »

L'ingénieur en chef de la Manche à Saint-Lô, après une appréciation générale très favorable au blanc de zinc *même à l'extérieur*, signale une expérience comparative qui présente un grand intérêt. A la suite de malaises éprouvés par des ouvriers dans l'emploi de la céruse, des essais comparatifs ont été exécutés à Granville, en 1895, pour la peinture extérieure des portes amont de l'écluse, et on a employé le blanc de zinc et la céruse respectivement sur deux panneaux.

Deux ans après on a constaté que le blanc de zinc ne laissait au frottement aucune trace sur la main, alors que la céruse s'y déposait en couche blanche; *il était manifeste que le blanc de zinc était plus solide et plus fixe.*

Depuis cette époque, le blanc de zinc est couramment employé dans les travaux du port de Granville et continue à y donner de bons résultats.

De pareils témoignages se passent de commentaires.

V

Pour mettre un terme à toutes les controverses engagées sur la possibilité de remplacer à l'extérieur le blanc de céruse par le blanc de zinc, la Société de médecine publique et de génie sanitaire organisa, en 1902, des expériences comparatives des qualités de résistance à l'extérieur des produits rivaux. Ces expériences eurent lieu à l'annexe de l'Institut Pasteur, 62, rue d'Alleray.

C'est la Chambre syndicale *des entrepreneurs de peinture de Paris et du département de la Seine qui procéda à ces expériences, à l'exclusion de tout concours et de tout contrôle des syndicats d'ouvriers.*

L'organisation de ces expériences ne saurait donc être suspecte de partialité favorable à l'emploi du blanc de zinc.

Les entrepreneurs de peinture déclarèrent que si pendant cinq années, le blanc de zinc se comportait aussi bien que le blanc de céruse, ils ne feraient plus d'opposition à l'interdiction de l'usage de ce dernier produit à l'extérieur.

Au bout des cinq années prévues pour la durée des expériences, la Société de médecine publique et de génie sanitaire adopta la résolution que voici :

« La Société, après avoir enregistré chaque année depuis 1903, les résultats incertains des expériences au blanc de zinc ou au blanc de céruse faites à l'annexe de l'Institut Pasteur, 62, rue d'Alleray, constate, au terme des cinq années fixées pour leur durée, *que la peinture de chacun de ces produits s'est comportée pareillement* et qu'on ne saurait, en conséquence, en tirer une conclusion favorable à l'un ou l'autre d'entre eux.

« Dans ces conditions, la Société estime *qu'au point de vue technique rien ne s'oppose à ce que le blanc de zinc soit substitué au blanc de céruse*, et qu'au point de vue hygiénique il est désirable que cette substitution soit faite. »

Pour dire vrai, le blanc de zinc s'est montré supérieur à la céruse.

Mais les défenseurs de la céruse ne se sont pas inclinés devant ces résultats et ils prétendent que les expériences ont été mal organisées.

Ce n'est pas aujourd'hui, mais dès le début des opérations qu'ils devaient formuler leurs réserves. A les entendre, il faudrait tout recommencer. C'est toujours la même tactique. Attermoyer sans cesse. Reste à savoir si le Parlement se prêtera à ce petit jeu.

VI

Avant de terminer ce rapport, nous devons réduire à néant une autre objection des défenseurs de la céruse. En interdisant celle-ci, on n'aura pas, disent-ils, fait disparaître toutes les causes d'intoxication.

Notre réponse la voici : La céruse ou le blanc de zinc entrent pour plus de 95 0/0 dans la totalité des matières employées par les peintres. Dire qu'en rendant inoffensif l'emploi de ce 95 0/0 on n'aura pas fait disparaître le danger d'intoxication pour les ouvriers peintres est une plaisanterie.

Reste le minium qu'un ouvrier peintre ne manie pas plus de vingt-quatre heures par an. C'est dire qu'il cause beaucoup moins d'accidents que la céruse qu'il emploie tous les jours.

VII

On a parlé d'une réglementation comme suffisant à parer le danger pour l'extérieur. A-t-on prétendu, par là, qu'à l'extérieur le danger est moindre? Jugeons-en.

En quoi le fait d'être employé « au dehors » enlève-t-il au carbonate de plomb son caractère nocif? En quoi atténue-t-il les dangers que présente son maniement?

Dire que le danger est moindre à l'extérieur qu'à l'intérieur indiquerait, non plus même une ignorance fantastique, mais une atrophie du sens commun. Comment, en effet, l'empoisonnement se produit-il? Par les poussières toxiques qui s'agglomèrent dans l'organisme. Alors?... Lorsqu'on peint à l'extérieur, ces poussières se répandent dans l'atmosphère aussi bien qu'à l'intérieur. Elles se déposent sur la barbe, les cheveux, les vêtements. Quant à l'absorption du poison par la bouche, elle est peut-être plus facile à l'extérieur. Et voici pourquoi. Dans ce dernier cas on procède très rarement à des lessivages. Sous l'action du soleil, la céruse, qui recouvre des persiennes, par exemple, est pulvérisée bien plus rapidement qu'à l'intérieur. En dehors même de cette considération, on ne conçoit pas comment un travail meurtrier là, ne l'est pas ici. Le manche du pinceau, l'échelle, ne sont pas moins imprégnés de céruse. Je dirai même que les outils du travailleur se salissent sensiblement plus à l'extérieur. Il est certain, en effet, qu'un ouvrier juché sur un taket (sorte de sellette) à des hauteurs vertigineuses est moins libre de ses mouvements et travaille avec moins de précision que s'il est installé sur une échelle basse ou de plein pied.

Il nous paraît qu'il est oiseux de continuer plus longtemps une démonstration aussi élémentaire.

Mais a-t-on voulu tout simplement démontrer l'impossibilité d'une interdiction?

Jugeons-en encore.

Ici, nous laissons la parole à M. Armand Gautier, qui est chargé, depuis plus de vingt-quatre ans, du dénombrement triennal des saturnins pour le département de la Seine.

Voici ce que dit M. Gautier, dans son rapport du 29 septembre 1899, pour la période 1894-1898 :

« C'est le métier de peintre en bâtiment qui, par le fait même qu'il « expose d'une façon continue de très nombreux ouvriers au contact et à « l'absorption des préparations de plomb par la peau, *et cela sans que la « réglementation de cette industrie puisse être bien surveillée, vu la multi- « tude de petits chantiers où se disséminent les nombreux peintres en bâti- « ments*: c'est, dis-je, cette profession qui doit fournir et fournit en effet le « plus de cas mortels. »

Insister serait puéril.

VIII

Des architectes se sont déclarés favorables à la céruse. Ces messieurs ne nous en voudront pas de leur faire remarquer qu'en la matière leur incompétence est notoire.

Ne sont-ils pas obligés, pour se rendre compte du nombre des couches appliquées, de se servir du procédé significatif qui consiste à venir en grand secret apposer « des témoins » dans les feuillures des portes ou des fenêtres. Tous en sont réduits là pour y voir quelque chose. Je le répète, ceci est significatif.

En résumé, nous vous proposons d'émettre le vœu, que le Parlement vote sans retard une loi interdisant de façon absolue l'usage du blanc de céruse mortel, tant à l'intérieur qu'à l'*extérieur* des bâtiments, cette suppression étant nécessaire et possible.

Ces conclusions après débat sont adoptées à l'unanimité.

II

SOCIÉTÉ CENTRALE DES ARCHITECTES FRANÇAIS

Commissions techniques d'art et de décoration et de salubrité réunies

Rapport au sujet d'une protestation contre la suppression de la céruse dans les travaux d'art et de bâtiment.

Mes chers Confrères,

J'ai l'honneur de vous présenter le rapport dont vous m'avez chargé. Il est rédigé conformément aux délibérations et aux décisions que vous avez prises dans la séance du 16 mars.

Les fabricants de céruse ayant adressé au président de notre société une demande à fin de protestation, auprès du Sénat, contre la suppression de la céruse dans les travaux de peinture en bâtiment, le conseil de la Société a renvoyé cette demande à votre examen.

Il s'agit, cette fois, de l'emploi de la couleur plombique employée dans les peintures de protection, c'est-à-dire dans les peintures de ravalement, de boiseries, de fer, etc., exposées à l'extérieur.

La commission d'art et de décoration, après avoir consacré sa séance du 10 mars à l'étude et à la discussion de l'objet de la demande, a adopté un système de principes et décidé de le soumettre à la commission de Salubrité et aussi de se réunir avec elle pour arrêter les résolutions définitives qu'il convenait de proposer au conseil.

C'est dans votre réunion commune du 16 mars que vous avez arrêté votre opinion, votre avis commun, dont je vais rapporter d'abord les discussions et les justifications de la manière suivante :

I

La question n'est pas nouvelle à la Société centrale des architectes français. Son ancienne commission d'hygiène l'avait étudiée dès le commencement de la campagne entreprise pour la suppression complète de la céruse dans la peinture en bâtiment.

Par un très beau rapport, adopté le 20 juin 1902, en assemblée générale et que notre collègue, M. Ch. Dupuy, a présenté au nom de la commission d'hygiène, la Société admettait la possibilité de substituer à la céruse un produit autre que la céruse, le blanc de zinc en l'espèce, dans un grand nombre de circonstances, dans les travaux intérieurs principalement ; mais qu'il « ne saurait en être de même, ni pour les enduits, ni pour les travaux faits à l'extérieur ».

La commission d'hygiène s'était livrée à une enquête attentive des risques courus par l'ouvrier peintre, et elle avait reconnu que ces risques pouvaient être atténués, presque complètement, par la suppression de certaine pratique : le ponçage à sec, et par des procédés de travail plus raisonnés et plus conformes à l'instruction du conseil d'hygiène publique du département de la Seine. (23 décembre 1881.)

« Il faut bien considérer, en effet, dit le rapport de M. Ch. Dupuy, que la solution de cette question comporte en elle-même des conséquences excessivement graves ; car, si les pouvoirs publics étaient amenés à prescrire des mesures exceptionnelles de protection dans cette circonstance, il n'y aurait aucun motif pour que ces mesures ne fussent pas étendues aux autres industries du bâtiment, toutes plus ou moins périlleuses, ainsi qu'à une foule de professions dans lesquelles la manutention de matières dangereuses est constante... »

Et le rapport concluait à ce que « l'emploi du blanc de céruse soit limité aux cas où tout autre produit ne pourrait le remplacer efficacement » et, en même temps, au perfectionnement des méthodes de travail, à la suppression de certains usages pouvant émettre des poussières plombiques, de manière à améliorer l'hygiène des ouvriers dans les chantiers et les ateliers.

Cela montre combien, à la Société centrale, nous sommes préoccupés de la salubrité des métiers du bâtiment et de la sécurité des ouvriers. Cela montre aussi qu'il ne nous est pas permis, à nous autres constructeurs, d'oublier les conditions nécessaires des travaux de construction, de leur raison et de leur durée.

II

Les principales objections faites à l'emploi du blanc de zinc au lieu et place de la céruse ont toujours visé les points suivants :

La résistance très inférieure de la peinture au zinc à l'action des intempéries, son manque d'élasticité ;

Son insuffisance de couverture ;

Son antisiccativité ;

Et son emploi plus difficile en couche mince, condition de toutes peintures.

Il y a lieu d'adresser, au moins, les mêmes reproches aux autres succédanés de la céruse.

En 1901, un ingénieur civil des mines, M. Ach. Livache qui, depuis longtemps, s'occupait des huiles à peindre et des vernis, fit une communication à l'Académie des sciences. De cette communication, il semblait résulter que, pour toutes couleurs et pour l'huile composant une détrempe capable d'être couchée sur un subjectile, le rapport des quantités répondait à la loi suivante :

Pour des poids égaux de matières solides, la quantité d'huile employée doit être dans le rapport inverse des densités des matières solides employées considérées à l'état sec.

M. Livache admettait que cette loi devait guider le peintre dans la composition de ses détrempes et de ses préparations, qu'elle répondait aux conditions d'égalité du pouvoir couvrant d'une couleur avec celle de la céruse, et que, par l'adjonction de 1 0/0 de siccatif, on corrigeait convenablement leur antisiccativité.

Ce savant avait été conduit à ces remarques par l'observation des pratiques d'un ouvrier peintre qu'il considérait comme habile et expérimenté et qui l'aidait dans ses recherches sur la céruse et l'oxyde de zinc. Il avait pensé qu'elles pouvaient s'étendre à toutes les couleurs.

Ni à l'une, ni aux autres. C'est une erreur, même en admettant, pour chacune, la notion d'une détrempe normale permettant de les comparer, à laquelle M. Livache, ni personne n'avait songé.

Dans l'actualité des choses, il n'y a de détrempe préparée et composée qu'en raison de l'idée plus ou moins juste que l'ouvrier se fait du subjectile à peindre et de l'objet qu'il doit se proposer. C'est de ce jugement et de l'expérience du jugeur, de sa valeur comme peintre, que dépendra le succès du travail, même exécuté avec les matières les meilleures.

Cette conception de M. Livache d'un rapport seulement physique entre l'huile et la couleur d'une détrempe et des détrempes entre elles, oubliant de tenir compte de la variété chimique des huiles d'une même graine, de la nature chimique des couleurs et des réactions consécutives de leur mélange dans une détrempe, est troublante. Elle se conçoit d'autant moins que ce savant connaissait bien la particulière et si remarquable influence du plomb sur l'huile siccative.

« Si l'on agite, dit-il, dans un flacon, à l'abri de l'air, une huile siccative crue avec du plomb très poreux, obtenu par précipitation d'un sel de plomb par un autre métal, on constate que, sans qu'il soit besoin d'aucune élévation de température, l'huile siccative a une siccativité beaucoup plus grande qu'avant le traitement et, dans ce cas, il est certain qu'il n'a été fourni à l'huile aucune quantité d'oxygène. La seule modification certaine, c'est que, dans ce dernier cas, l'huile, après le traitement par le plomb précipité, contient une petite quantité de plomb, et l'on est conduit à conclure que l'augmentation de la siccativité est due uniquement à la présence de cette petite quantité de plomb. »

C'est ce que M. Livache admet. Mais là encore, évidemment, il s'est passé un phénomène qui lui a échappé; car il ajoute : « La même expérience ne peut se faire avec les composés manganiques, mais, par un artifice, on peut placer l'huile dans les mêmes conditions par rapport au manganèse. Il suffit pour cela d'agiter l'huile traitée par le plomb précipité, avec un sel de manganèse, le sulfate par exemple, qui, par double décomposition, donnera un sel de plomb insoluble dans l'huile, en même temps que le manganèse se substituera au plomb... » pour donner à l'huile... « une siccativité très grande ».

Sans doute. Mais le plomb a été l'intermédiaire indispensable sans lequel le manganese n'aurait eu aucune action.

L'action particulière du plomb sur l'huile siccative est remarquable. Elle a été observée depuis longtemps. On l'explique par le phénomène de la catalyse ou par l'action des ferments chimiques. Ce qui paraît certain, c'est que l'influence sur l'huile provoquée par le plomb est différente de celle provoquée par un autre métal, comme le prouve l'expérience qui vient d'être rapportée d'après M. Livache.

Lorsque Chevreul reconnut l'influence des corps sur la peinture qui les recouvre quant à la durée de la dissiccation de l'huile, il constata que « l'huile pure a séché sur le plomb avec une extrême rapidité, employée en première couche ; que la surface du plomb décapé agit plus fortement que la surface du plomb terni par son exposition à l'air » (1).

L'influence des corps sur l'huile siccative avec laquelle ils sont en relation, soit comme rapport, soit comme couleur, n'est donc pas bornée à leur seul état physique, au rapport de leurs densités comme le croit M. Livache ; mais aussi et surtout à leurs propriétés chimiques.

D'ailleurs M. Livache s'est trompé aussi sur le rapport de la teneur en huile des pâtes à peindre ; et c'est ce que M. Eugène Expert-Bezançon démontra dans un mémoire réfutant celui de MM. Livache et Potain (2) dont je ne parlerai pas davantage, puisque vous n'avez pas eu à vous en occuper dans vos délibérations.

III

En ce temps-là, à la suite d'une communication que votre rapporteur d'aujourd'hui fit à la Société de médecine publique sur la *Salubrité du métier de peintre*, cette Société, sur la proposition de M. A. Livache, décida de faire des expériences comparatives entre les peintures à base de céruse et celles à base d'oxyde de zinc. Une Commission fut nommée dont firent partie plusieurs membres de la Société centrale, au nombre desquels nos confrères M. Lacau, M. Ch. Dupuy et votre rapporteur se trouvaient (3).

La Chambre syndicale des entrepreneurs de peinture se chargea de l'exécution du travail.

L'expérience fut faite aux écuries de l'Institut Pasteur, rue d'Alleray, sur un programme de la Chambre syndicale des peintres. Votre rapporteur

(1) Mémoire lu à l'Académie des Sciences, 8 juin 1850, p. 679.

(2) *Céruse et blanc de zinc*, par Eugène Expert-Bezançon, 1902. *Etude sur la substitution du blanc de zinc à la céruse à la peinture à l'huile*, par Ach. Livache et Potain. Bulletin de la Société d'encouragement. Juin 1901.

(3) Il y avait aussi MM. Charles Lucas et Bartaumieux, nos regrettés confrères et collègues.

en a rendu compte dans le journal *l'Architecture*, en 1902, et l'année dernière, sous le titre : *Les essais de la rue d'Alleray* (1).

Chaque année, au cours de visites de la commission, je n'ai jamais manqué d'affirmer qu'entachées de fautes techniques et mal préparées, les expériences ne pouvaient donner de résultats.

Et, quand vint la discussion du dernier rapport de M. Rigolot, entrepreneur de peinture, et de celui de M. Montheuil, journaliste, soit à la commission, soit en séance de la Société, il ne me fut pas difficile de montrer que la capacité siccative des deux couleurs comparées ne pouvait être rapprochée, puisque les expériences n'avaient pas été organisées à cet effet; qu'il en était de même des pouvoirs couvrants.

Que des fautes de technique, fautes grossières pour la céruse et pour le blanc de zinc, rendaient les résultats généraux absolument négatifs.

A la vérité, les formules de M. Livache avaient été suivies; celles concernant la céruse avaient été déterminées par l'ouvrier peintre lui-même. Elles valaient ce qu'elles pouvaient valoir en tant que composition. En tant qu'application ce n'a été qu'une lamentable manifestation de l'ignorance du métier de peintre.

Aussi, sur le seul vu des quantités de matières déposées sur les parois et que donnait le premier rapport de M. Rigolot, reproduit dans la *Revue d'Hygiène*, un entrepreneur de peinture de Tourcoing a-t-il pu en montrer la plupart des inconcevables hérésies (2).

A moi-même, il m'a été facile d'établir qu'aucune des conditions ordinaires de la technique n'avait été observée, cela sans qu'on ait pu me réfuter, et d'affirmer qu'aucune conclusion ne pouvait être tirée des expériences, sauf des enseignements pour les recommencer.

Malgré cela, même appuyé par nos confrères assistant à la séance, je n'ai pas pu faire admettre que la Société de médecine publique, si hygiéniste qu'elle se prétende, était avant tout une société savante, et que des considérations d'hygiène ne pouvaient pas ne pas tenir compte des considérations scientifiques et économiques, dominant toute œuvre humaine. Et qu'après avoir institué des expériences on ne pouvait en tirer que les conclusions qu'elles fournissaient, en l'espèce un insuccès complet.

C'est ce à quoi on s'est absolument refusé.

C'est cependant ce qu'on a été obligé de reconnaître implicitement dans la conclusion qu'ont votée treize membres sur les vingt qui étaient présents à la séance :

« La Société, après avoir enregistré chaque année, depuis 1903, les résultats incertains des expériences au blanc de zinc ou au blanc de céruse faites à l'annexe de l'Institut Pasteur, 62, rue d'Alleray, constate, au terme de cinq années fixé pour leur durée, que la peinture de chacun de ces produits s'est comportée pareillement et qu'on ne saurait, en consé-

(1) L'*Architecture*, 1902, p. 437; 1908, p. 202 et 226.

(2) *Supériorité du pouvoir couvrant de la céruse sur celui du blanc de zinc dans la peinture à l'huile*, par E. Leneble. Lille, Danel, 1906.

quence, en tirer une conclusion favorable à l'un ou à l'autre d'entre eux.

« Dans ces conditions, la Société estime qu'au point de vue technique rien ne s'oppose à ce que le blanc de zinc soit substitué au blanc de céruse et qu'au point de vue hygiénique il est désirable que cette substitution soit faite. »

Le point de vue technique? Ce n'était ni le rapporteur, M. Montheuil, ni aucun des treize membres de la Société, sauf M. Livache, qui étaient en état d'expliquer, devant les membres de la minorité, ce que peut être le point de vue technique d'expériences de peinture,

M. Livache est resté le prisonnier de sentiments que personne n'oserait lui reprocher : mais ces sentiments déconcertent singulièrement ceux qui ont lu ses publications sur les huiles et les siccatifs.

Quoi qu'il en soit, qu'on le veuille ou non, la négativité des résultats de l'expérience de la rue d'Alleray est démontrée définitivement.

Il faut en rester à l'opinion de Stas, l'illustre chimiste belge :

« 1° Pour l'intérieur des bâtiments et pour la peinture artistique, la peinture au blanc de zinc peut remplacer en tous points la peinture à la céruse; qu'elle a même sur cette dernière l'avantage considérable de ne pas changer de couleur sous l'influence des émanations sulfurées;

« 2° Que, pour l'extérieur des bâtiments, exposés au soleil et à l'humidité, elle résiste moins aux causes destructives de la peinture en général; elle a moins de durée et préserve par conséquent moins longtemps les surfaces sur lesquelles elle est appliquée. Pour l'extérieur, le blanc de zinc ne peut donc pas remplacer économiquement le blanc de plomb » (1).

Il faut aussi en rester à l'opinion de Leclaire, si on en juge par le rapport de la Commission du projet de loi visant l'emploi des composés du plomb dans la peinture, du canton de Genève. M. de Morsier dit que « si l'on consulte ce fameux rapport Leclaire à la Société d'encouragement pour l'industrie nationale, en date du 30 juin 1849, on trouve, aux pièces justificatives, que le zinc était proposé alors pour *l'intérieur* des bâtiments...., (2). »

Nous venons de voir qu'en 1855, Stas était de cet avis. Il y a huit ans, ici, à la Société on le pensait toujours.

Aujourd'hui les faits contraires qu'on a provoqués ont tourné contre les espérances de leurs promoteurs ; et il faut encore dire avec Stas, que « si nous déclarons plus loin que le blanc de zinc ne peut pas remplacer dans toutes les circonstances le blanc de plomb, ce ne sont ni les préjugés, ni la routine, cet ennemi né de tous progrès, et moins encore le mauvais vouloir qu'il faudra en accuser, mais bien la nature intime du blanc de zinc, qu'il n'est pas au pouvoir de l'homme de changer » (3).

(1) *Technique de la peinture à l'huile*, par A. Vaillant, 1908, Béranger. Rapport de Stas, p. 181.

(2) *La céruse.* — Rapports et enquêtes de la Commission sur le projet de loi... *Genève*, impr. W. Kundig et fils, 1907, p. 47.

(3) *Technique de la peinture à l'huile*, par A. Vaillant, 1908, p. 174.

IV

Par arrêté en date du 8 août 1905, M. le Ministre du Commerce, de l'Industrie, des Postes et des Télégraphes, instituait auprès de son Ministère, une Commission chargée de procéder à des expériences comparatives sur la résistance aux actions atmosphériques des peintures à base de sels de plomb et de sels de zinc et sur les prix de revient de ces peintures.

Cette Commission était présidée par notre éminent confrère M. Pascal, membre de l'Institut. Elle comprenait des ingénieurs des ponts et chaussées et des mines; M. Breton, député des délégués des syndicats d'ouvriers peintres ; le directeur et le sous-directeur du Travail au Ministère ; il y avait de savants chimistes et, notamment, M. Haller, membre de l'Académie des sciences ; M. Livache, M. Halphen, quelques architectes au nombre desquels M. le Ministre m'avait fait l'honneur de me comprendre, des entrepreneurs de peinture, M. Expert-Bezançon, sénateur et cérusier, etc.

Cette Commission s'est réunie cinq ou six fois.

Elle s'était divisée en sous-commission scientifique et sous-commission industrielle. Il lui a été présenté deux rapports au nom de ces deux sous-commissions. Le rapport au nom de la sous-commission scientifique, après l'étude des conditions techniques des expériences, en traçait le programme. Ce rapport est du 16 janvier 1906 (1). Le lieu des expériences a été cherché et assez difficilement trouvé. Plusieurs projets et des prévisions de dépenses ont été pressentis. Il fallait 3 ou 4.000 francs. Pendant deux années on s'est un peu agité ; puis tout est tombé dans le repos.

Le Gouvernement s'était cependant engagé devant les Chambres à faire procéder à des expériences correctes, avant d'interdire l'emploi de la céruse dans les travaux de peinture.

V

Le Sénat est maintenant appelé à se prononcer sur la loi d'interdiction du blanc de plomb.

Il paraît que de grands efforts sont faits auprès de lui dans le sens de l'interdiction.

Dans un intérêt commercial, les cérusiers font un effort inverse.

Sachant très bien que leur intérêt est d'accord avec l'intérêt technique des travaux d'art et de construction, ils se sont adressés à la Société centrale des architectes français qui leur paraît représenter cet intérêt technique.

Les commissions compétentes de la Société centrale sont ainsi ame-

(1) *Technique de la peinture à l'huile*. p. 193.

nées à exprimer leur avis, qui est resté celui que la Société a déjà indiqué; mais que, cette fois, elles vont justifier de la manière suivante :

a) La base essentielle de toute peinture à l'huile étant l'huile siccative, c'est-à-dire le liant, le moyen de réunion des particules de couleur et d'adhérence de la couche au subjectile, la qualité de toute couche de peinture repose sur celle de l'huile, sur sa conservation en couche imperméable et élastique.

Cette durée, cette imperméabilité et cette élasticité sont de la plus haute importance lorsqu'il s'agit de peinture de protection pour les ouvrages d'art et de construction, particulièrement dans les parties enduites en plâtre, en bois et en fer, exposées aux intempéries.

L'huile, ainsi exposée, doit résister à l'action de l'air et de la lumière, à celle de la pluie et de la chaleur, aux variations de volume du corps protégé et à bien d'autres effets destructeurs.

b) En raison de leur nature physique comme de leur nature chimique, les couleurs ont une influence extrêmement marquée sur l'huile avec laquelle elles constituent la couche de peinture, comme Chevreul l'a montré.

L'une de ces influences s'exerce sur la rapidité de la résinification de l'huile de la couche de peinture. Cette résinification est ralentie au point que le peintre est obligé de corriger ce ralentissement par l'introduction d'un agent d'oxydation qui lui permet de réaliser la solidification de la couche dans le temps normal avant de la recouvrir par la couche suivante.

L'addition de siccatif à la détrempe se doit faire nécessairement en très petite quantité; mais, même à très faible proportion, elle a pour conséquence de hâter la destruction de l'huile ; aussi ne doit-on employer de siccatif que lorsque cela est absolument indispensable.

« Quand la rapidité de la dessiccation n'est pas la principale considération, dit M. Livache, on doit prendre, semble-t-il, les proportions minimes de siccatif ; car l'expérience montre que la résistance et la stabilité de la pellicule formée sont en raison inverse de la teneur en siccatif, l'huile de lin pure donnant en somme la pellicule la plus stable » (1).

c) Avec tous les constructeurs, les deux Commissions techniques considèrent donc que la peinture à l'huile la plus propre à se conserver en couches stables est celle qui exigera le moins de siccatif pour sécher dans le temps normal.

Et que cette peinture est celle faite à la céruse du procédé hollandais, bien connu des constructeurs de tous les pays, où elle a toujours donné dans ses applications, par sa siccativité naturelle et par la résistance et

(1) *Sur les résinates et oléates métalliques employées comme siccatifs*, par Ach. Livache. Bulletin, Société d'encouragement, décembre 1898.

par l'élasticité qu'elle communique à l'huile, les meilleurs résultats, comme Stas l'a montré en 1855.

Cette opinion est d'ailleurs corroborée par l'expérience que rapportent MM. Livache et Potain dans leur *Étude sur la substitution du blanc de zinc à la céruse*. Ces messieurs ont reconnu que la céruse ne diminuait pas la siccativité naturelle de l'huile de lin : pure ou mélangée dans la proportion de deux parties pour quatre parties de céruse, l'huile fournit, en cinq jours, une pellicule bien sèche. Ce n'est qu'en douze jours que le mélange d'huile et d'oxyde de zinc, dans la même proportion, parvient à donner la même pellicule sèche (1).

d) Les autres couleurs mettent un temps plus long encore pour sécher sans l'emploi du siccatif.

Exposée en plein air et en pleine lumière, la peinture à la céruse ne comporte pas l'emploi d'agent d'oxydation. Elle sèche d'elle-même dans le temps voulu.

e) Enfin, les commissions techniques disent que la céruse, par son affinité spéciale pour l'huile siccative, constitue des couches de peinture d'une grande finesse, d'une supériorité de pouvoir couvrant certaine, d'une imperméabilité prolongée, d'une résistance aux intempéries supérieure à celle du blanc de zinc.

f) Par contre, les commissions d'art et de décoration et de salubrité répètent que, comme tous les sels de plomb, la céruse est un toxique particulièrement redoutable.

Son emploi exige, de la part de l'ouvrier, une éducation de métier réelle, par laquelle il est devenu capable d'observer la discipline nécessaire que, de même que tous les autres métiers du bâtiment, d'ailleurs tous dangereux, le métier de peintre comporte.

Le peintre, de par la nature de son métier, que la céruse soit ou ne soit pas supprimée du nombre des couleurs qu'il emploie, n'ignore pas que la protection de sa santé comportera toujours la même rigoureuse discipline, la même attention, la même propreté de la personne. Il sera toujours astreint à l'emploi de substances vénéneuses. Toute détrempe doit être considérée comme toxique ; car, alors que la céruse n'est jamais donnée au peintre qu'en pâte à l'huile, d'autres couleurs et colorants vénéneux et notamment le minium, ne lui sont fournis que sous la forme de poudre et il n'en peut être autrement.

Le minium, longtemps encore sans doute, devra être considéré comme la matière qui, alliée à l'huile, forme le vernis protecteur le plus certain, le plus solide et le plus durable des travaux en fer exposés aux intempéries. Et ce n'est pas l'examen de grands travaux récemment exécutés qui fera changer le constructeur d'avis.

(1) *Bulletin de la Société d'encouragement*, juin 1901.

En somme, les commissions techniques compétentes de la Société centrale, tout en reconnaissant que, à la diminution en nombre et en quantité des couleurs et colorants vénéneux de la peinture, correspond une diminution des risques d'intoxication pour l'artisan peintre, estiment que l'observation des règles de sa profession suffit à la protection efficace de sa santé.

A cet égard, les commissions font observer qu'en bornant l'emploi de la céruse aux travaux extérieurs, aux ouvrages d'art exposés aux actions destructives météorologiques, il a été fait, quant à présent, tout ce qu'il était possible de faire.

En conséquence, la commission technique d'art et de décoration,

Et la commission technique de salubrité, concluent par l'avis suivant :

Le maintien de l'usage de la céruse dans la peinture de protection s'impose : sa suppression serait préjudiciable à la conservation des parties des édifices exposées aux intempéries.

L'interdiction du blanc plombique ne ferait pas disparaître les risques d'intoxication, l'ouvrier restant astreint à l'emploi d'autres matières vénéneuses.

Paris, le 22 mars 1909.

Le Rapporteur,
A. VAILLANT.

Adopté en séance du 24 mars 1909.

Les présidents des commissions d'art et de décoration et de salubrité,
L. TROPEY-BAILLY,
Ch. DUPUY.

Adopté en séance du Conseil le 7 avril 1909.

Le président, membre de l'Institut,
Ch. GIRAULT.

Le secrétaire principal,
G. ROZET.

Pour copie conforme :
Le secrétaire principal,
G. ROZET.

PARIS. — IMPRIMERIE DU SÉNAT, PALAIS DU LUXEMBOURG. — J. CLÉMENT.

www.ingramcontent.com/pod-product-compliance
Lightning Source LLC
LaVergne TN
LVHW012008160826
845678LV00002B/711

* 9 7 8 2 3 2 9 6 7 0 1 9 5 *